ALAN FORMAN
STEPHAN NIEDERWIESER

Heilen mit Schwarzkümmel

Mosaik
bei GOLDMANN

Die hier vorgestellten Informationen sind nach bestem Wissen und Gewissen geprüft, dennoch übernehmen die Autoren und der Verlag keinerlei Haftung für Schäden irgendeiner Art, die sich direkt oder indirekt aus dem Gebrauch der hier vorgestellten Anwendungen ergeben. Bitte beachten Sie in jedem Falle die Grenzen der Selbstbehandlung und nehmen Sie bei Krankheitssymptomen professionelle Diagnose und Therapie durch ärztliche oder naturheilkundliche Hilfe in Anspruch.

Umwelthinweis:
Alle bedruckten Materialien dieses Taschenbuches
sind chlorfrei und umweltschonend.

Der Goldmann Verlag
ist ein Unternehmen der Verlagsgruppe Bertelsmann

Originalausgabe Mai 1998
© 1998 Wilhelm Goldmann Verlag, München
Umschlaggestaltung: Design Team München
unter Verwendung folgender Fotos:
Umschlag: Guido Pretzl
Umschlaginnenseiten: Guido Pretzl
DTP-Satz: Barbara Rabus
Druck: Presse-Druck Augsburg
Verlagsnummer: 16122
Konzeption und Realisation:
Christine Proske, Ariadne Buchkonzeption, München
Redaktion: Julia Bauer
Kö · Herstellung: Sebastian Strohmaier
Made in Germany
ISBN 3-442-16122-3

1 3 5 7 9 10 8 6 4 2

Inhalt

Warum Schwarzkümmel? 7

Die Heilkräfte der Pflanzen und Samen 11
   Wie Pflanzen Leben aufrechterhalten 12
   Die Wirkung der Pflanzen 13
   Heilpflanzenanwendung leichtgemacht 16

Von den Pyramiden in die Klostergärten 21
   Bibel: die Urquelle? 22
   Geheimnis der Pharaonen 23
   Schwarzkümmel in Deutschland 25
   Mantel der Vergessenheit 26

Sonnenkraft und sanftes Gold 29
   Pflanzenfamilie 29
   Anbau 31
   Arznei 32
   Einsatz in der Küche 34

Schwarzkümmel unter der Lupe 37
   Fettsäuren 37
   Bitterstoffe 40
   Gerbstoffe 41
   Weitere Inhaltsstoffe 41
   Internationale Studien 43

Gesundheitsstörungen und deren Behandlung mit Schwarzkümmel ... 47
- Eine komplexe Welt ... 47
- Krankheitsregister ... 50

Kochen mit Schwarzkümmel für Leib und Seele ... 109
- Fast food contra Vollwertkost ... 109
- Schwarzkümmel in der Pfanne und auf dem Tisch ... 113
- Die Rezepte ... 115
- Weitere Küchentips ... 130

Körperpflege mit Schwarzkümmel ... 133
- Barometer Haut ... 133
- Gesicht ... 136
- Körper ... 139
- Hände und Füße ... 141
- Haare ... 143

Über Blüten, Glück und Augenkissen ... 145
- Schwarzkümmel im Garten ... 145
- Schädlingsbekämpfung ... 146
- Augenkissen ... 149
- Schwarzkümmelöl in der Duftlampe ... 150
- Räucherung ... 152
- Amulette ... 153
- Glückssamen ... 153
- Schlußbemerkung ... 154

Literatur ... 155
Register ... 157

Warum Schwarzkümmel?

In den letzten Jahren erlebte eine ganze Reihe von traditionellen Heilpflanzen und Naturheilmitteln eine Renaissance: Aloe, Teebaum, Neem, Ahorn, Apfelessig u. v. m. Im Zuge dieser Entwicklung kam auch der Schwarzkümmel erneut ins Gespräch, dessen herausragende Heilkraft unsere Vorfahren bereits zu nutzen wußten.

Schwarzkümmel besitzt eine lange Tradition: Von den Hochkulturen der Ägypter, Türken, Inder und Perser bis hin zu Karl dem Großen und der heiligen Hildegard von Bingen priesen die Kenntnisreichen ihrer jeweiligen Zeit die Heilkräfte dieser Pflanze. Auch spirituelle Wirkungen wurden ihr nachgesagt, weshalb sie für Räucherungen, beim Glücksspiel und gegen Hexenzauber verwendet wurde.

Seit mehreren Jahrhunderten existieren bereits Berichte über die lindernde und heilende Wirkung des Schwarzkümmels. Die wissenschaftlichen Forschungen im letzten Jahrzehnt bestätigen nun diese frühen Zeugnisse. An Universitäten von Ägypten bis Amerika beschäftigen sich Forscher mit den unterschiedlichen Wirkungen dieser Pflanze. Sie haben bewiesen, daß Schwarzkümmel das Immunsystem stärkt, Allergien jeglicher Form lindert, das Fortschreiten rheumatischer Krankheiten bremst, Entzündungen hemmt, den Blutzucker senkt und den Blutdruck reguliert. Zudem tötet er eine Vielzahl von Bakterien, Pilzen und Viren.

Warum Schwarzkümmel?

Die Wirkungsweise des Schwarzkümmels ist äußerst vielseitig: Er lindert und heilt gezielt und schnell Beschwerden wie Juckreiz, Kopfschmerzen, Sodbrennen oder Insektenstiche. Es ist ganz einfach, ihn ins tägliche Leben zu integrieren, zum Beispiel beim Kochen, und damit eine gezielte Therapie durchzuführen oder neuem Leiden vorzubeugen. Die konsequente Integration des Schwarzkümmels in unseren Speiseplan fördert die Verdauung, vertreibt lästige Blähungen und Verstopfungen, behebt Schlafstörungen, beugt Erkältungen und Gallenbeschwerden vor u. v. m. Das i-Tüpfelchen daran: Medizin muß nicht immer bitter schmecken. Schwarzkümmelsamen und -öl schmecken herrlich exotisch, würzen viele Gerichte und geben so manchem Festessen den letzten Schliff. Türkisches Fladenbrot wäre ohne die köstlich scharfen Samen undenkbar.

In die tägliche Körperpflege eingebunden, leistet der Schwarzkümmel wunderbare Dienste. So beugt er Hautkrankheiten vor, regeneriert strapazierte Haut und Haare, beseitigt Schweißgeruch und Fußpilz.

Seine vielfältigen Einsatzformen erheben den Schwarzkümmel über die anderen inzwischen bekannten Heilmittel. Er ist nämlich als Samen, als fettes und als ätherisches Öl erhältlich.

In diesem Buch konzentrieren wir uns auf die Anwendung des fetten Öls sowie der Samen. Das ätherische Öl ist sehr scharf und eignet sich daher weder zur direkten Anwendung auf der Haut noch zur Einnahme. Schon ein Tropfen des kostbaren ätherischen Öls wäre für die meisten Rezepte zuviel des Guten. Außerdem steht die Forschung darüber erst am Anfang. Dazu kommt noch, daß das ätherische Öl sehr teuer ist.

Das fette Öl dagegen besteht neben seinem ätherischen Anteil von etwa zwei Prozent aus mehrfach ungesättigten Fettsäuren, die bei vielen Beschwerden die Heilwirkung zusätzlich unterstützen. Durch den geringen, aber ausreichenden Gehalt an ätherischen Komponenten läßt es sich weit besser dosieren. Es entspricht auch dem Prinzip der Naturheilkunde viel mehr, den Körper in milder Weise zu unterstützen und Heilpflanzen in geringen Mengen, jedoch konsequent zu verabreichen, um eine dauerhafte Balance zu erreichen.

Dieses Buch und die darin enthaltenen Rezepte helfen, alltägliche Leiden in den Griff zu kriegen. Kleinere Beschwerden können damit kostengünstig und ohne großen Aufwand geheilt werden. Die vorgeschlagenen Behandlungen sind jedoch nicht als Alternative zum Arztbesuch gedacht. Beschwerden gleich welcher Art müssen Sie in jedem Fall zunächst medizinisch abklären lassen. Erst wenn die Ursachen bekannt sind, können Sie mit einer unterstützenden Selbstbehandlung beginnen. Die Grenzen Ihrer Eigentherapie müssen Sie selbst beurteilen.

Wir hoffen, mit diesen Zeilen dazu anzuregen, sich über Selbstheilung und Selbstliebe Gedanken zu machen. Vielleicht bringen sie auch manche Leser und Leserinnen wieder mit ihrer Intuition in Kontakt und helfen ihnen darüber hinaus, ihren eigenen Fähigkeiten und ihrer Kreativität neues Vertrauen zu schenken.

Die Heilkräfte der Pflanzen und Samen

Schwarzkümmel gehört zu den ältesten Heilpflanzen, die uns bekannt sind. Ein paar generelle Worte seien daher vorangestellt, wie Pflanzen auf uns wirken und was sie in der Geschichte für eine Rolle spielten.

Die Pflanzen wuchsen auf der Erde in unendlicher Vielfalt, lange bevor sich menschliches Leben entwickelte. Millionen von Jahren der Klimaveränderung beeinflußten das Wachstum der Flora, prägten ihre Formen, ließen neue Arten entstehen und andere aussterben. Die gesamte Erdentwicklung manifestierte sich in den Pflanzen und spiegelte sich in ihren vielfältigen Ausprägungen wider.

Die Pflanzenwelt bildete von Anfang an die Quelle des Menschenlebens – und tut es auch heute noch, selbst wenn wir das im Trubel unseres facettenreichen Lebens oft übersehen. Ihr Anblick, ihre Düfte, ihre Farben beeinflußten von jeher unser Gemüt, ihre Früchte zu ernten und zu verarbeiten füllte den Tag, sie zu essen stillte den Hunger. Selbst die Tiere, die der Mensch jagte, um sie zu verspeisen, ernährten sich von Pflanzen oder anderen pflanzenfressenden Tieren.

Hunger, Urinstinkt und Forschergeist lehrten den Menschen, auf welche Weise er Getreide, Samen, Obst und Blätter verwenden konnte. Wunden, die mit bestimmten Blättern verbunden wurden, heilten schneller, der Saft der einen Pflanze wirkte anders als der einer anderen. Der Mensch begann zu differenzieren und sich die Vielfältigkeit der Flora zunutze zu machen. Wahrscheinlich war es Faulheit, die ihn dazu inspirierte zu säen und zu pflanzen, so daß er seine Nahrung nicht mehr suchen mußte. Der Mensch machte sich den Lebenszyklus und die Gesetze der Pflanzen zu eigen und wurde damit automatisch Teil von ihnen.

Aus der Verbundenheit mit der Pflanzenwelt erwuchs nicht nur Respekt, sondern auch Bewunderung für eine Natur, die für das Leben und Überleben des Menschen sorgt. Die Erde wurde zum Heiligtum, etwas, das man verehrte – die meisten Naturvölker betrachten das Pflanzenreich auch heute noch als ein Geschenk Gottes. Die Pflanze wurde genauso selbstverständlich als Lebensquell angesehen wie die Mutter Erde. Das entsprang weder Aberglauben noch bloßer Ehrfurcht, sondern der offenen Anerkennung und Dankbarkeit für die Kraft, die die Pflanzen dem Menschen verleihen; eine Kraft, die der Mensch nicht nur aus der Nahrung schöpft, sondern auch aus jener tiefen Verbundenheit mit der Natur.

Wie Pflanzen Leben aufrechterhalten

Im Samen ist bereits der Baum angelegt, im Baum der ganze Wald. In jedem Detail ist immer schon das Ganze enthalten. Das Muster der Natur, ihre übergeordnete Intelligenz stellt ein Beziehungsspiel dar: Alles ist von allem abhängig, alles gehört zusammen in einem riesigen Kreislauf aus Pflanzen, Klima, Tierverhalten, Fortpflanzung, auf den auch die Gestirne Einfluß haben. Verändert sich nur ein Teil, wirkt es sich auf das ganze komplexe Gefüge aus. Ändert sich das Wetter über Jahre hinweg, passen sich die Pflanzen den neuen Umständen an.

Mensch und Tier ernähren sich von den veränderten Pflanzen und wandeln sich dadurch wiederum selber. Das Spiel zwischen Mensch und Pflanze ist ein ständiger Austausch, ein Geben und Nehmen.

Der Mikrokosmos Mensch setzt sich in komplexer Weise aus vielen Elementen des Pflanzenreichs zusammen und ist somit wie ein kleiner Spiegel.

Pflanzen, wie etwa der Schwarzkümmel, besitzen, was der Mensch braucht, um gesund zu bleiben: Mineralien, Vitamine und Eiweiße. Sie enthalten Stoffe, die für das menschliche Wohlbefinden absolut unerläßlich sind, wie z. B. essentielle Fettsäuren, Bitter-, Gerb- und Ballaststoffe. Pflanzen geben dem Menschen Lebenskraft – die Kraft sich zu entfalten und sich fortzupflanzen.

Die Wirkung der Pflanzen

Das Leben läßt sich von vielen Seiten betrachten. Wissenschaftler zerlegen es in seine Elemente, studieren jedes einzelne davon unter dem Mikroskop und setzen es den modernsten Testverfahren aus, um Existenz und Bedeutung selbst der kleinsten Teilchen zu erklären.

Künstler und Philosophen dagegen sehen das Leben als Form, als Idee, als manifestierten Gedanken; sie beschreiben es mit Worten oder Farben und weisen uns durch ihre Kreativität auf eine völlig andere Seite des Universums hin.

Esoteriker erforschen Seele und Geist und zeigen uns bisher unbeachtete Verbindungen, die kleinen und großen Wunder, die dem Leben dauerhaft neue Dimensionen zu verleihen vermögen. Ebenso kann man Pflanzen wie den Schwarzkümmel von vielen Seiten betrachten: Die einen analysieren die Inhaltsstoffe und erklären deren Wirken; andere beobachten die Form der Blätter sowie ihre Farbe, ziehen die Umweltbedingungen, unter denen die Pflanzen gedeihen, sowie Blütezeit und Standort in Betracht und finden dadurch die jeweilige Heilwirkung heraus.

Schwarzkümmel als Nahrung

Pflanzen stehen am Anfang der menschlichen Nahrungskette. Essen wir sie nicht direkt, in Form von Gemüse, Obst oder Getreide, so nehmen wir ihre Energie in umgewandelter Form zu uns: durch das Fleisch von Tieren, die Pflanzenfresser sind (Kühe, Schweine, Hühner, Enten usw.), oder durch deren Produkte (Eier, Milch, Käse etc.).

Nicht immer verspeisen wir die ganze Pflanze, wie bei Salat oder Kohl. Manchmal essen wir nur die Samen (z. B. Getreide, Nüsse, Schwarzkümmel), die Frucht (Beeren, Pfirsiche, Bananen), die Wurzel (Klettenwurzel, Karotten, Sellerie) oder die Blätter (Mangold, Grünkohl, Spinat).

Ernährt sich der Mensch aus der gesamten Bandbreite dessen, was ihm die Natur bietet, wird er ausreichend mit Vitalsubstanzen (Enzymen, Fermenten, Mineralien, Vitaminen) und Ballaststoffen versorgt, die der Körper braucht, um gesund zu bleiben.

Schwarzkümmel stellt dabei ein außergewöhnlich reichhaltiges Nahrungsmittel dar, das dem Menschen eine Vielzahl der für seinen Organismus lebenswichtigen Vitalstoffe und deren Komponenten liefert.

Das ist wohl auch der Grund, warum der Schwarzkümmel schon bei den Hebräern zu den Grundnahrungsmitteln zählte, wie es die Bibel belegt.

Schwarzkümmel als Medizin

Hierzulande wird oft unterschätzt, daß selbst die grundlegendsten Nahrungsmittel wie Kohl, Erdbeeren, Rhabarber oder eben Schwarzkümmel Einfluß auf das Wohlbefinden des Menschen haben und, je nach Verarbeitung und Konzentration, nicht nur als Nahrungs-, sondern auch als Heilmittel eingesetzt werden können. In vielen asiatischen Kulturen oder bei den Ureinwohnern Amerikas und Neuseelands wird dieses Wissen um die Wirkung der alltäglichen Nahrungsmittel sehr bewußt angewendet, um den Körper dauerhaft gesund zu erhalten.

Nur wenige Gewächse decken ein so breites Spektrum an Heilwirkungen ab wie Schwarzkümmel. Außerdem läßt er sich bequem in den Alltag integrieren (siehe Rezeptteil ab Seite 109).

Schwarzkümmel gehört zu den Pflanzen, die aufgrund ihrer Inhaltsstoffe das Befinden des Menschen sehr stark beeinflussen können. Solche Pflanzen werden eingesetzt, um bestimmte Prozesse im Körper einzuleiten: So treibt Wacholder den Harn, Wermut regt Leber und Galle an, Ingwer und Cayenne stimulieren den Kreislauf, und Schwarzkümmel stärkt das Immunsystem. Die jeweiligen Wirkstoffe werden Blättern, Samen, Rinden und Wurzeln entzogen, regen heilende Impulse an und korrigieren Mangel- oder Fehlfunktionen.

Schwarzkümmel als Seelenmittel

Naturverbundene Völker sind davon überzeugt, daß der Kosmos in all seinen vielfältigen Aspekten (Mensch, Stein, Tier, Wasser, Pflanze etc.) innerlich zusammenhängt und daher der Lebenszyklus der Pflanzen dem der Menschen entspricht. Auch im hiesigen Volksmund heißt es: Gegen jede Krankheit ist ein Kraut gewachsen. In jenen Kulturen werden Heilkräuter nicht mechanisch zur Droge verarbeitet, sondern mit Gebeten und Zaubersprüchen verbunden. Das Vorbereiten und Verabreichen ist ein Ritual, das Körper und Seele vereint.

Auch wenn Schwarzkümmel heutzutage nur noch selten zu Ritualen herangezogen wird, so hat er doch eine lange spirituelle Tradition.

Heilpflanzenanwendung leichtgemacht

Der Einsatz von Heilkräutern ist im Grunde sehr einfach und sollte es auch sein. Die alte Tradition der amerikanischen Kräuterheilkunde spricht von »The Art of Simpling« (etwa: »Die Kunst zu vereinfachen«). Die Vertreter dieser Praxis sind überzeugt davon, daß Heilkräuter einfache Wesen (»Simples«) darstellen. Eine einzige Pflanze kann ihrer Ansicht nach bei einem breiten Spektrum von Beschwerden wirken.

Natürlich ist es trotzdem manchmal erforderlich, sich einer komplizierteren Behandlung zu unterziehen; komplexe Krankheiten bedürfen komplexer Therapien. Für die meisten alltäglichen Gesundheitsstörungen jedoch (wie Blähungen, Erkältungen, Hautreizungen) ist »Simpling« völlig ausreichend und in jedem Fall der sanfteste und einfachste Weg zur Heilung. Die Rezepte in diesem Buch folgen diesem Prinzip.

Der sanfte, einfache Weg
Die Grundprinzipien des Simpling sind verblüffend einfach:
1. *Bedienen Sie sich milder Heilmittel:* Milde Kräuter können unbedenklich oft eingenommen werden und erhöhen das allgemeine Wohlbefinden Ihres Körpers. Sie beeinflussen

viele Körperfunktionen positiv und bewirken so Heilung auf mehreren Ebenen gleichzeitig.
2. *Setzen Sie sie oft und regelmäßig ein:* Da kaum zu erwarten ist, daß eine Tasse Kräutertee Ihre gesamten Beschwerden über Nacht kuriert, ist es ratsam, Heilpflanzen konsequent und mehrmals täglich einzunehmen.
3. *Verwenden Sie möglichst einheimische Kräuter oder Pflanzen, die in Deutschland wachsen können:* Das bedeutet, verwenden Sie nicht Pflanzen, die nur in 5000 Meter Höhe gedeihen oder zehn Monate intensive Sonnenbestrahlung benötigen.

Und, last, not least:
4. *Haben Sie Geduld!*

Der Schwarzkümmel ist eine Heilpflanze mit vielen Eigenschaften, die sich deshalb hervorragend zum Simpeln eignet. Seine Vielseitigkeit kommt besonders in den zahlreichen innerlichen und äußerlichen Anwendungen zur Geltung. Er verträgt sich gut mit anderen einfachen Pflanzen und deren Ölen und kann daher effektive und glückliche »Partnerschaften« mit ihnen eingehen.

Ab Seite 50 finden Sie eine ganze Reihe von Heilrezepten, die auf diesen Prinzipien aufbauen – und Sie werden sehen, daß es kein Geheimnis ist, Ihre Gesundheitsstörungen zu verstehen und »einfach« zu behandeln.

Formen der innerlichen und äußerlichen Anwendung
Um den Heilpflanzen ihre Wirkstoffe zu entnehmen, wurden über die Jahrhunderte hinweg verschiedenste einfache und natürliche Verarbeitungsmethoden entwickelt. Sie werden auch heute noch angewandt, insbesondere in der Volksmedizin und

Naturheilkunde. Hier die gebräuchlichsten Aufbereitungen auf einen Blick:
- Der **Tee** ist wahrscheinlich die älteste Darreichungsform pflanzlicher Medizin. Er kann aus einem bestimmten Kraut oder aus einer Mischung zubereitet werden. Tee wird meist mit heißem, manchmal aber auch mit kaltem Wasser zubereitet.

  Aufguß nennt man das einfache Überbrühen der weichen, empfindlichen Pflanzenteile, deren flüchtige Inhaltsstoffe bei zu starkem Kochen zerstört würden. Zehn- bis 15minütiges Durchziehen ist ausreichend, um einen Aufguß herzustellen.

  Absud ist die Methode, in der härtere Pflanzenteile (Rinde, Wurzeln, harte Blätter) länger – bis zu einer Stunde – gekocht werden, um die Wirkstoffe optimal zu entziehen.

  Tees können sowohl innerlich als auch äußerlich angewendet werden. Beispiele äußerlicher Anwendungen sind Spülungen, Bäder, Teilbäder, feuchte Umschläge, Verbände und Waschungen.

- **Inhalationen** und **Dampfbäder** sind ebenfalls äußerliche Anwendungsformen. Ein Aufguß oder Absud wird zubereitet, mit dem aber weder Haut noch Magen in Berührung kommen. Nur die heilenden Dämpfe werden eingeatmet bzw. über die Haut aufgenommen. In dieser Form der Anwendung spielen vor allem die ätherischen Öle der Pflanzen eine entscheidende Rolle.

- Eine **Salbe** trägt man auf, wenn es sinnvoll ist, Kräuter über einen längeren Zeitraum auf die Haut oder auf das darunterliegende Gewebe (Muskeln) einwirken zu lassen. Zur Herstellung einer Salbe werden Heilkräuter in heißes Öl eingelegt, das die Wirkstoffe in sich aufnimmt. Danach wird u. a.

Bienenwachs dazugegeben, das bei Zimmertemperatur das Öl zu einer dicken, cremigen Masse bindet.
- **Einreibungen** oder **Liniments** sind mit Alkohol versetzte Aufgußzubereitungen. Mit ihnen befeuchtet man vor allem schmerzende Stellen und massiert sie leicht ein, wodurch sie in die tieferen Gewebe dringen. Die Heilkräuter in diesen Mischungen haben oft einen stimulierenden Effekt auf Muskeln und Haut (z. B. Franzbranntwein).
- **Öle** können aus frischen oder getrockneten Heilpflanzen oder auch aus den ätherischen Auszügen hergestellt werden. Die Pflanzen schneidet man zuerst klein oder mahlt sie, vermischt sie dann beispielsweise mit Oliven-, Sesam- oder Jojobaöl und läßt sie einige Tage an einem warmen Ort ziehen. Schneller geht es, wenn das Ölgemisch am Anfang leicht erwärmt wird. Die Mischung muß dann vor Gebrauch geseiht, also durch ein Sieb gefiltert werden.
Einfache Heilkräuter-Öle kann man auch aus einer Mixtur von Basisöl und einigen Tropfen ätherischem Öl herstellen. Hier reicht kräftiges Schütteln zum Vermischen aus.
Heilkräuter-Öle werden für entspannende oder stimulierende Einreibungen verwendet, zur Wundbehandlung oder auch als hautpflegende bzw. hautnährende Mittel.
- **Sirup** wird meist dazu benutzt, Erkältungen oder Entzündungen im oberen Bereich der Atemwege zu behandeln. Er berührt unmittelbar den Rachen und überzieht ihn mit heilenden Wirkstoffen. Um Sirup zuzubereiten, werden Heilkräuter zuerst in Wasser gekocht, bis sie langsam eindicken, und anschließend mit Honig oder Glycerin versetzt.
- **Tinkturen** sind hochkonzentrierte Extrakte, die in der Regel aus 70prozentigem Alkohol hergestellt werden. Sie sind besonders dann empfehlenswert, wenn man Heilkräuter über

eine längere Zeit einnehmen muß. Kleingeschnittene oder gemahlene Kräuter werden mit Alkohol vermischt und über Wochen an einem dunklen, kühlen Ort aufbewahrt, bis der Alkohol den Pflanzen ihre heilenden Inhaltsstoffe entzogen hat. Vor dem Einnehmen müssen auch Tinkturen geseiht werden.

Von den Pyramiden
in die Klostergärten

Die geschichtliche und wissenschaftliche Erforschung von Heilpflanzen erfährt derzeit viel Aufmerksamkeit. Im Zuge der von vielen als entmenschlicht empfundenen Technisierung der westlichen Medizin interessieren sich inzwischen sogar Schulmedizin und Pharmaindustrie für Volksmedizin und Heilpflanzen.

Um eine Heilpflanze wie den Schwarzkümmel und seinen Einfluß auf ein Volk zu beurteilen, bedarf es jedoch mehr als nur der Laboranalyse. Wer die gesamte Wirkung verstehen will, muß sich zuerst mit ihrer Vergangenheit beschäftigen. Erzählungen und Mythen ranken sich um den Schwarzkümmel, er wurde in Riten und Zeremonien eingesetzt, die alle, wie man bald erkennt, keineswegs bloße Nebensächlichkeiten sind. All dies ist Teil des Heilungsgeheimnisses, das diese Pflanze in sich trägt, und damit genauso wesentlich wie ihre aktiven Wirkstoffe. Denn die Macht des Glaubens spielt eine große Rolle.

Über die Hintergründe des Schwarzkümmels gibt es viel zu lesen. Er wurde in vielen Kulturen zur Behandlung unterschiedlichster Leiden eingesetzt. Seine Geschichte reicht weit zurück. Wir haben einige Stationen herausgegriffen.

Es ist nicht bekannt, wann die Heilkraft des Schwarzkümmels zum ersten Mal eingesetzt wurde. Man kann nicht mit Sicherheit sagen, welches Volk ihn als erstes entdeckt und eingesetzt hat. Trotzdem läßt sich aus allem bisher Bekannten schließen, daß der Schwarzkümmel eine der ältesten Heilpflanzen ist. Seinen Eroberungszug trat er im Nahen Osten an, und somit ist er eng mit der Wiege der Menschheit verbunden. Er hatte mit Sicherheit schon sehr früh einen festen Platz in der medizinischen Geschichte Indiens.

Aufgrund seiner vielseitigen Wirkungen verbreitete er sich im Lauf der Jahrhunderte sehr schnell, reiste Tausende von Kilometern und übersprang Grenzen und Kulturen. Daher hat er auch so viele unterschiedliche Namen.

Bibel: die Urquelle?

Die Bibel ist nicht nur für Gläubige und Historiker ein unerschöpflicher Quell an Information, sondern auch für Botaniker und Pharmazeuten. Fast überall im Alten Testament wird der Einsatz von Pflanzen zitiert, die als Nahrung dienten und als Symbol des Lebens galten:

> *Dann sprach Gott: Das Land lasse junges Grün wachsen, alle Arten von Pflanzen, die Samen tragen, und von Bäumen, die auf der Erde Früchte bringen mit ihrem Samen darin. So geschah es.* (Genesis 1,11)

Pflanzen sind Bestandteil der Schöpfungsgeschichte und damit Heiligtum und Ursubstanz, weil direkt von Gott erzeugt. In der Bibel findet auch der Schwarzkümmel Erwähnung – vielleicht seine früheste:

> *Horcht auf, hört meine Stimme,*
> *gebt acht, hört auf mein Wort!*
> *Pflügt denn der Bauer jeden Tag, um zu säen,*

beackert und eggt er denn jeden Tag seine Felder?
Nein, wenn er die Äcker geebnet hat,
streut er Schwarzkümmel* und Dill aus,
   sät Weizen und Gerste
und an den Rändern den Dinkel.
So unterweist und belehrt ihn sein Gott,
damit er es recht macht. (Jesaja 28,23-29)

Bemerkenswert ist, daß er damals in dieselbe Kategorie wie die Grundnahrungsmittel Weizen, Gerste und Dinkel eingereiht wurde. Bei den alten Hebräern war der Schwarzkümmel also bereits fester Bestandteil der täglichen Ernährung und damit Teil ihrer Kultur und Geschichte.

Geheimnis der Pharaonen

Wegen des Baus der Pyramiden oder der Erfindung von Kalender und Papyrus wird kaum eine Kultur mit größerer Faszination betrachtet als die der alten Ägypter.

Aber ihre Heilkunde war vielleicht das Revolutionärste, was diese Kultur hervorgebracht hat. Eine für die damalige Zeit bemerkenswerte Eigenschaft der ägyptischen Medizin war ihre Spezialisierung. Der klassische griechische Historiker Herodot überliefert, daß die Heilkunde von spezialisierten Ärzten ausgeübt wurde. So gab es angeblich damals schon Augenärzte, Ohrenärzte, Zahnärzte, Magenärzte und Ärzte für innere Krankheiten.

---

* In den verschiedenen Bibelübersetzungen ist auch von »Schwarzem Kumin« oder »Schwarzem Koriander« zu lesen – beides sind Synonyme für den Schwarzkümmel.

Acht Papyrus-Schriften (3. Jahrtausend v. Chr.) listen Hunderte von Verordnungen, Prozeduren und Heilmittel sowie deren Anwendungen auf. Sie weisen darauf hin, daß dieses Volk erstaunliche Kenntnisse der menschlichen Anatomie besaß, über eine Vielzahl physiologischer, zum Teil auch äußerst obskurer Theorien verfügte und damit unglaubliche Heilerfolge erzielte.

Zu den bekanntesten Pflanzen, die in den Papyri erwähnt werden, gehören Anis, Dill, Erbse, Gerste, Kümmel, Palme, Rizinusöl, Sykomore und Zwiebel. Gelegentlich wird in diesen Schriftrollen auch ein »schwarzer Samen« erwähnt. Ob damit der Schwarzkümmel gemeint ist, kann aber nur spekuliert werden.

Berichten zufolge fand man eine Amphore mit Schwarzkümmelöl im Grab des legendären Pharao Tutenchamun. Angeblich trugen seine Leibärzte immer ein Fläschchen davon in ihren Arzneikästen mit sich. Sogar die sagenumwobenen Königinnen Kleopatra (69–30 v. Chr.) und Nofretete (14. Jahrhundert v. Chr.) sollen das Schwarzkümmelöl dauerhaft angewendet haben und ihm ihre einzigartige Schönheit verdanken.

Die Wahrscheinlichkeit, daß diese Berichte stimmen und der Schwarzkümmel bei den alten Ägyptern bekannt war, ist groß. Denn die Pflanze ist schon seit langer Zeit in dieser Region beheimatet.

Hippokrates (460–375 v. Chr.), der Begründer der wissenschaftlichen Medizin, und Dioskurides, ein griechischer Arzt im 1. Jahrtausend n. Chr., sprechen vom Schwarzkümmel unter dem Namen »Melanthion«. Welche Rolle er jedoch in den beiden anderen großen Kulturen des Altertums – Griechenland und Rom – gespielt hat, kann bisher nicht mit Sicherheit gesagt werden.

In der östlichen Medizin erlangte er jedoch einen festen Platz. Die Liste der Orte, wo man ihn verwendete, wurde immer länger. Vom Mittelmeerraum bis hinunter nach Indien lobten Ärzte und Heiler die wunderbaren, vielfältigen Eigenschaften des Schwarzkümmels. Sogar der islamische Prophet Mohammed (570–632 n. Chr.) schätzte das Heilmittel und setzte ihm ein Denkmal, als er schrieb: »Schwarzkümmel heilt jede Krankheit – außer den Tod.«

In Europa wurde die kleine Pflanze jedoch erst einige hundert Jahre später entdeckt.

Im zehnten Jahrhundert waren die Handelsverbindungen (z. B. durch die arabischen Indienfahrer) so gut ausgebaut, daß auch exotische Heilmittel überall in Europa zu kaufen waren.

Bald wurde die Kunde des heilkräftigen Schwarzkümmels vom Mittelmeerraum aus weitergetragen. Pilger und Wanderer verbreiteten damals Pflanzenmythen, -sagen und -märchen um die ganze Welt. Es war auch schon üblich, daß Wissenschaftler in ferne Länder zogen, um an den dortigen Universitäten zu studieren. Mit ihnen reisten Volksweisheiten und die Medizin der verschiedenen Kulturen. So kam auch der Schwarzkümmel, zusammen mit anderen Gewürzen, wie Weihrauch und Seide, um die Welt.

Schwarzkümmel in Deutschland

Karl der Große (742–814 n. Chr.) erließ in seiner »Capitulare de villis« von 807 das Gesetz, daß in den Gärten seiner Pfalzen je 60 verschiedene Gewächse angebaut werden müßten. Eine dieser Pflanzen war der Schwarzkümmel, damals noch als »Schwarzer Koriander« oder »Git« bekannt. Seine Wirkung als

Verdauungsmittel bei Blähungen, Durchfall, Koliken und Gallenbeschwerden wurde sehr geschätzt. Auch Wöchnerinnen, die zu wenig Milch produzierten, wurden damit behandelt.

Die berühmte deutsche Mystikerin und Benediktinerin Hildegard von Bingen (1098–1179 n. Chr.) rühmt den Schwarzkümmel in ihrer Schrift »Physika«, in der sie zahlreiche Pflanzen und deren heilende Eigenschaften beschreibt. Sie setzte ihn gegen Kopfhautgeschwüre und gegen Fliegenplage ein und verfütterte ihn an die Tiere.

Im 16. und 17. Jahrhundert war der Schwarzkümmel in Deutschland schließlich weit verbreitet. In Haus- und Klostergärten sprossen seine weißen Blüten. Seine Samen würzten das Brot und vielerlei süße Backwaren. Als Arzneimittel diente die schwarze Saat gegen Fieber, Schwindel, Schnupfen und nach dem Biß von tollwütigen Hunden.

Mantel der Vergessenheit

Noch bis ins 18. Jahrhundert hinein blieb der Schwarzkümmel ein häufig eingesetztes Heilmittel. Aber Kreuzfahrer, Pilger, wandernde Mönche und reisende Kaufleute brachten immer neue Medizin mit, die in die westliche Kultur aufgenommen wurde. Daneben begannen sich viele Klöster im Lauf der Zeit auf einige wenige Pflanzen und Mittel gegen bestimmte Krankheiten zu spezialisieren. Viele Heilpflanzen des Mittelalters gerieten in Vergessenheit – so auch der Schwarzkümmel. Dazu trug auch bei, daß man in Deutschland nie gelernt hatte, Öl aus Samen zu gewinnen, und dadurch viele der Anwendungsmöglichkeiten des Schwarzkümmels als Öl unentdeckt blieben.

In Indien, Ägypten und der Türkei behielt er jedoch seinen Stammplatz in der Medizin, und seine vielfältigen Einsatzgebiete wurden noch erweitert.

Seine Renaissance in unseren Breiten haben wir der Naturheilkunde und auch einem Bewußtseinswandel hin zu mehr Eigenverantwortlichkeit zu verdanken sowie der wachsenden Unzufriedenheit mit der Schulmedizin und ihren stetig wachsenden Kosten.

Sonnenkraft und sanftes Gold

Pflanzenfamilie

Der Schwarzkümmel gehört der Familie der Hahnenfuchsgewächse (Ranunculaceae) an, von denen es in unseren Breiten etwa 30 verschiedene Arten gibt.

Am meisten verbreitet ist der Scharfe Hahnenfuß (Ranunculus acris) und der Kriechende Hahnenfuß (Ranunculus repens). Sie sind es, die vor allem den feuchten Wiesen, Wegen und Bachufern von April bis Mai ihre charakteristisch gelbe Färbung verleihen.

Arten

Es gibt viele verschiedene Schwarzkümmelarten: Die Heilpflanze Schwarzkümmel ist in der Botanik unter dem Namen Nigella sativa oder Echter Schwarzkümmel bekannt. Die meisten ihrer »Geschwister« (z. B. Nigella aristata, Nigella hispanica, Nigella inegrifolia) sind reine Zierpflanzen, die nur geringe oder gar keine Heilwirkung besitzen.

Am ehesten findet man bei uns Nigella damascena, auch türkischer Schwarzkümmel, Ananas- oder Erdbeerkümmel genannt. Seine Blätter sind länger und dünner, die Blüten größer und farbintensiver als die des Echten Schwarzkümmels. Die Samen sind kleiner und entfalten beim Zerreiben ein feines Erdbeer- oder Waldmeisteraroma. Sie schmecken süßlich, trotzdem ist Nigella damascena in seiner Heilwirkung bei weitem nicht so effektiv wie Nigella sativa.

Bekannt ist auch der Ackerschwarzkümmel (Nigella arvensis). Die drei bis fünf Fruchtknoten sind nur bis zur Mitte verwachsen, die Balgfrüchte glatt und nicht drüsig-rauh wie beim Echten.

Größte Vorsicht ist bei Nigella garidella geboten. Diese verführerisch hübsche Variante ist giftig.

Volksnamen

Die verschiedenen Familienmitglieder des Schwarzkümmels hören auf die unterschiedlichsten Namen: »Römischer Kümmel«, »Schwarzer Koriander« oder »Schwarzer Kumin«, »Jungfer im Grünen«, »Katharinenblume«, »Gretel im Busch«, »Gretel in der Heck'n«, »Braut in den Haaren«, »Lowe in a mist«, »Devil in a bush«, »Cheveux de Venus«. Im Niederdeutschen wurde er »Kookäem« genannt.

In Arabien ist er als »Habba sooda« bekannt, in Teilen Indiens nennt man ihn »Kalonji« und in der Türkei hat er mehrere Namen, u. a. »çörekotu yagi« oder »çörekotu tohumu«.

Die Bandbreite der Namen zeigt auch, wie weit Schwarzkümmel früher verbreitet war.

Pflanzenbeschreibung

Der Nigella sativa ist ein einjähriges hübsches Krautgewächs. Er wächst bis zu einer Höhe von 30 bis 50 Zentimetern heran. Die Stengel sind aufrecht, verzweigt und rauhhaarig. Die Pflanze bildet wechselständige, zwei- bis dreifach gefiederte Blätter mit haarförmigen Zipfeln aus. Die Blütenblätter sind entweder blau oder weiß, mit bläulich oder grünlich verfärbten Spitzen. Sie stehen einzeln am Ende der Zweige und werden nicht von Hüllblättern umgeben. Die Blüten selbst verblühen, ähnlich wie Mohn, zu blasig aufgetriebenen Balgkapseln, die den Samen enthalten.

Diese Samen sind im getrockneten Zustand scharf dreikantig, runzelig und schwarz – daher der Name Schwarzkümmel. Mit dem uns bekannten Kümmel haben sie aber überhaupt nichts gemein.

Anbau

Grundsätzlich gedeiht der Schwarzkümmel überall, wo es sonnig und feucht ist. Am liebsten wächst er auf sandigem und trockenem Boden, das Wasser muß gut ablaufen können. Mit salzigem oder gar saurem Untergrund kommt er schlecht zurecht.

Wild findet man heute nur noch den Ackerschwarzkümmel, der, wie der Namen schon sagt, auf Äckern oder an steinigen Plätzen wächst.

In den letzten Jahrzehnten wurde der Schwarzkümmel vor allem in Ägypten und Syrien angebaut. Aufgrund der erhöhten Nachfrage bemüht man sich nun auch in der Türkei, in Indien und neuerdings sogar in Amerika um den Anbau.

Es ist nur eine Frage der Zeit, bis er wieder in deutschen Gärten sprießen wird, denn er gedeiht auch hier sehr gut (zur Pflanzanleitung siehe ab Seite 145).

Blüte und Ernte
Je nach Klima, Sonneneinstrahlung, Nährboden und Art blüht der Schwarzkümmel im Juni und Juli. Gesammelt wird er im August und September.

Ernte und Aufbereitung

Der Echte Schwarzkümmel ist reif für die Ernte, wenn er von unten her abstirbt, braun wird und austrocknet. Man schneidet ihn am besten vor Sonnenaufgang, damit er nicht vom Morgentau oder Frühnebel feucht wird. Die ganze Pflanze legt man zum Trocknen aus und drischt sie später in Baumwollsäcken. Die Samen werden dann noch einmal nachgetrocknet und, je nach Hersteller, entweder chemisch ausgezogen oder in alten Steinmühlen gemahlen und gepreßt.

Arznei

Für den Gebrauch als Arznei werden ausschließlich die getrockneten Samen verwendet. Sie sind mattschwarz, etwa zwei bis dreieinhalb Millimeter lang, bis zu zwei Millimetern dick und im Querschnitt keil- oder eiförmig. Ihre Oberfläche ist feinkörnig oder schwach netzförmig.

Geschmack

Beim Kauen entfaltet sich zuerst ein würziger, bitterer Geschmack, später wird er dann scharf. Er erinnert an Anis und Koriander, gemischt mit einer gehörigen Dosis Cayennepfeffer.

Inhaltsstoffe

Je nach Sorte, Anbaugebiet und Auszugsverfahren enthält der Schwarzkümmelsamen etwa 20 Prozent Eiweiß, 40 Prozent Kohlehydrate und 35 Prozent pflanzliche Fette. Die wirkkräftigsten Inhaltsstoffe, die ätherischen Öle Nigellon, p-Cymol, Pinen und Thymochinon, sind nur zu etwa zwei Prozent enthalten. Den Rest bilden Bitterstoffe, Gerbstoffe und Gummi.

Das Interessante am Schwarzkümmel ist, daß die Fette zu fast 60 Prozent aus mehrfach ungesättigten Fettsäuren bestehen, zu 20 bis 30 Prozent aus einfach ungesättigten Fettsäuren und nur zu etwa 15 Prozent aus gesättigten.

Das ist deshalb so bemerkenswert, weil die ungesättigten Fettsäuren (vor allem Linolsäure und Gamma-Linolensäure) in der Medizin wahre Begeisterungsstürme ausgelöst haben. Sie stehen schon seit Jahren in dem Ruf, eine ganz wesentliche Rolle beim Abbau von Cholesterin und Triglyceriden im Blut zu spielen.

Weitere Säuren im Schwarzkümmel sind Arachidon, Eiscosen, Linolen, Myristin, Palmitolein. Auch eine ganze Reihe anderer Inhaltsstoffe sind nachgewiesen: Semohiprepinon, Saponin und Melanthin, Alpha-Pinen, Sabinen, Limonen, Beta-Thujon, Borneol, 1,8-Cineol, Alpha-Terpinen, Linalool, Thymol, Bornylacetat, Carvacrol, Thymohydrochinon, Nigellon und Thujon.

Wie diese einzelnen Komponenten auf den menschlichen Körper wirken, lesen Sie im nächsten Kapitel.

Qualität

Egal, ob man den Schwarzkümmel als Samen, als Öl oder als ätherisches Öl in sein Leben integrieren möchte, entscheidend für seine Heilwirkung ist immer die Qualität. Die beste Medizin löst nur neue und wahrscheinlich noch schlimmere Krankheiten aus, wenn sie mit Pestiziden und anderen Chemikalien verseucht ist.

Erhöhte Nachfrage nach einem Produkt ruft oft fadenscheinige Hersteller auf den Plan, die eine schnelle Mark verdienen wollen. Halten Sie sich im Zweifel also lieber an die Apotheken und Naturkostläden, die nicht nur versprechen, die Qualität zu kontrollieren. (Abgase werden auch kontrolliert, aber das heißt noch lange nicht, daß sie frei von krankheitserregenden Giftstoffen sind!) Sie müssen *garantieren*, daß das Produkt aus biologisch-dynamischem Anbau stammt, bzw. schadstofffrei ist.

Grundsätzlich ist beim Kauf von fetten Ölen auch darauf zu achten, daß sie kalt gepreßt wurden. Denn gerade ungesättigte Fettsäuren können durch Erhitzen oder Hydrieren in sogenannte Trans-Formen übergehen. Trans-Linolsäure z. B. kann zur Bildung von veränderten Prostaglandinen führen. Prostaglandine stimulieren die hormonproduzierenden Drüsen und steuern das Verhalten der roten Blutkörperchen. Im veränderten Zustand können Prostaglandine diese Prozesse hemmen oder gar gegensätzliche Funktionen ausüben.

Ätherische Öle sollten verständlicherweise immer nur über Wasserdampfdestillation gewonnen und nicht durch chemische Verfahren ausgezogen werden.

Einsatz in der Küche

Die verschiedensten Gerichte lassen sich mit Schwarzkümmel würzen (siehe ab Seite 109). Trotzdem hat er bisher noch nicht Eingang in die deutsche Küche gefunden. Hierzulande kommen wir nur durch türkisches Fladenbrot und indische Curry-Gerichte in seinen Genuß.

Aufbewahrung
Der ***ätherische Schwarzkümmelauszug*** hält, wie alle ätherischen Öle, am längsten, wenn er in einer getönten Flasche an einem dunklen, trockenen Ort aufbewahrt wird.

Das *fette Öl* hat es auch gerne kühl und trocken und darf auf keinen Fall direkter Sonneneinstrahlung ausgesetzt werden. Im Sommer empfiehlt es sich, das Öl im Kühlschrank aufzubewahren.

Mit den *Samen* ist es wie mit dem Getreide. Man sollte immer nur das ganze Korn aufbewahren und es erst kurz vor dem Gebrauch mahlen, weil sich instabile Inhaltsstoffe (Vitamine, ätherische Anteile) schnell verflüchtigen oder oxidieren. Am besten lagern Sie den Samen in einem gut verschließbaren Schraubglas und schützen ihn sicher vor Feuchtigkeit und Sonnenlicht.

Schwarzkümmel unter der Lupe

Nachdem seit Jahrhunderten in vielen Kulturen die Heilkraft des Schwarzkümmels überliefert wird, interessiert sich seit etwa zwei Jahrzehnten nun auch die Wissenschaft für das Wunder aus dem schwarzen Samen. Zwar wird noch sehr zögerlich geforscht, und die Ergebnisse werden nach wie vor skeptisch betrachtet. Doch immerhin beschäftigt der Schwarzkümmel mittlerweile Forschungsinstitute auf der ganzen Welt.

Allerdings werden bisher selten die Auswirkungen auf den menschlichen Organismus erforscht. Erst einmal soll sich die Heilkraft des Schwarzkümmels bei Tieren erweisen. Das Problem dabei ist, daß sich die Ergebnisse oft nicht auf den Menschen übertragen lassen.

Pflanzen werden auch gerne in ihre einzelnen Komponenten zerlegt, deren Wirkungsweisen man dann jeweils einzeln analysiert. Natürlich wirkt eine Pflanze als Ganzes anders als ihre einzelnen Bestandteile. Trotzdem ist es interessant, sich diese Einzelteile im folgenden genauer anzusehen, um die volle Spannbreite der Wirkungen des Schwarzkümmels zu erfassen.

Fettsäuren

Etwas mehr als die Hälfte des fetten Öls, das etwa ein Drittel des Samens ausmacht, besteht aus ungesättigten Fettsäuren. Ungesättigte Fettsäuren sind, wie auf Seite 33 erwähnt, für den menschlichen Körper lebensnotwendig. Der Organismus kann sie allerdings nicht selbst aufbauen. Er muß sie über die Nahrung aufnehmen. Allerdings sind sie nur in sehr wenigen Nahrungsmitteln enthalten.

Freie, im Blut schwimmende Fettsäuren können sehr schnell in Energie umgewandelt werden. Sie liefern etwa 50 bis 90 Prozent des Energiebedarfs im nüchternen Zustand. Sie beeinflussen den Glukosestoffwechsel und helfen, unsere Körpertemperatur stabil zu halten. Außerdem werden mit ihrer Hilfe neue Zellen aufgebaut – vor allem Nerven- und Gehirnzellen.

Fettsäuren sind die Vitalbausteine der Zelle und vor allem für die Zellatmung wichtig. Sie sind Träger fettlöslicher Vitamine, sie beugen dem Altern vor und helfen im Kampf gegen Rheumatismus, Asthma, Magen-Darmerkrankungen, Leberleiden und Tuberkulose. Schließlich senken sie auch den Cholesterinspiegel.

Ein Mangel an diesen essentiellen Fettsäuren führt zu Wachstumsstörungen und kann die Haut verändern.

Effekte auf das Immunsystem

Linolsäure, eine Form der ungesättigten Fettsäuren, die im Samen des Schwarzkümmels enthalten ist, bildet den Grundstoff für die Bildung von Leukotrienen. Diese üben gleich mehrere Funktionen aus: Sie stimulieren die Wanderung der weißen Blutkörperchen und üben eine Botenfunktion zwischen Herz und Lunge aus.

Untersuchungen haben ergeben, daß eine erhöhte Linolsäurezufuhr Ödeme abschwellen läßt, Herzfunktionsstörungen ausgleicht, Gallenleidende von Koliken befreit und auch Komplikationen bei Multipler Sklerose verringert.

Die Ernährungswissenschaftlerin Klaudia Küpper ist der Ansicht, daß ein Mangel an Gamma-Linolsäure hormonelle Schwankungen auslösen kann. Diese schlagen sich besonders im Prämenstruellen Syndrom (PMS) nieder, also in den depressiven Verstimmungen, den Heißhungerattacken, der Gewichtszunahme und dem Spannungsgefühl in der Brust, unter denen viele Frauen vor der Periode leiden.

Sämtliche dieser Beschwerden sind mit dem Schwarzkümmel und seinen ungesättigten Fettsäuren in den Griff zu kriegen. Aber wie mit jeder Arznei ist das Maß der Anwendung entscheidend dafür, ob sie heilt oder schadet. In diesem Zusammenhang ist auch folgende finnische Studie interessant: An der Universität in Helsinki wurde 59 Probanden täglich 35 Gramm Linolsäure in Form von Sonnenblumenöl (z. T. auch in Backwaren verarbeitet) zugeführt. Diese Menge entspricht etwa dem dreieinhalbfachen des empfohlenen Tagesbedarfs. Nach 24 Tagen untersuchte das Krebsforschungszentrum in Heidelberg 20 Blutproben aus dieser Testgruppe. Man stellte fest, daß sich in den weißen Blutkörperchen der 13 weiblichen Versuchsteilnehmer Anlagerungen an der DNS gebildet hatten, nicht jedoch bei den sieben Männern. Die DNS ist der Träger der Erbinformation unseres Körpers. Anlagerungen können diese verändern und damit zu Tumorbildung führen.

Das Ergebnis einer Untersuchung mit insgesamt 59 Probanden ist für eine gesicherte Forschungsaussage sicherlich zu gering. Dennoch sollte man bei allen Wundern, die der Schwarzkümmel zu vollbringen vermag, nicht außer acht lassen, daß ein Übermaß genau das Gegenteil erreichen kann und nicht Heilung bewirkt, sondern Krankheit.

Die empfohlene Menge der täglichen Linolsäurezufuhr liegt nach heutigem Kenntnisstand bei zehn Gramm.

Arachidonsäure

Arachidonsäure ist ein weiterer ganz wichtiger Bestandteil des Schwarzkümmelöls. Aus ihr werden Prostaglandine gebildet, die die hormonproduzierenden Drüsen stimulieren, auf die Kontraktion der glatten Muskulatur einwirken und die periphere, wahrscheinlich sogar die zentrale Blutgefäßerweiterung steuern. All dies spielt vornehmlich bei Entzündungen eine wesentliche Rolle.

Prostaglandine sind auch bei allergischen Reaktionen von größter Bedeutung: Zum einen stabilisieren sie übersteigerte T-Zell-Funktionen und unterdrücken krankhaft überhöhte Immunreaktionen der B-Zellen (beide Zelltypen, die bei der Abwehr von Bakterien und anderen Fremdkörpern zum Einsatz kommen). Die Synthese von Immunglobulin E, das der Körper bei allergischen Reaktionen in überhöhtem Maße ausschüttet, wird normalisiert. Prostaglandine wirken zudem bronchienerweiternd, was bei allergischen Asthmatikern von therapeutischem Nutzen ist.

Die Arachidonsäure produziert indirekt aber auch noch andere sehr wichtige Zellstämme: Aus derselben Zwischenstufe von Arachidonsäure zu Prostaglandin werden auch Prostacyclin und Thromboxan gebildet, die die Anhäufung von roten Blutkörperchen (Thrombozyten) hemmen bzw. fördern.

Bitterstoffe

Es gibt drei Arten von Bitterstoffen, die alle im Schwarzkümmel enthalten sind:
- Die ***Amara tonica*** regen die Magensaftsekretion an und stärken den gesamten Organismus. Sie sind daher bei fehlendem

Appetit und schlechter Verdauung angezeigt wie auch bei allgemeinen Schwächezuständen. Gerade in der Rekonvaleszenz sollte man darauf achten, daß der Patient ausreichend damit versorgt wird. Blutarmen und nervös erschöpften Menschen geben sie Kraft.
- *Amara aromatica* enthalten zusätzlich ätherische Öle, die den Darm, die Galle und die Leber beeinflussen. Besonders bei Gärungsprozessen im Darm helfen sie durch ihre antibakterielle und antiparasitäre Wirkung. Außerdem treiben sie den Harn und unterstützen die Blutreinigung.
- *Amara acria* schließlich enthalten Scharfstoffe, die den Kreislauf anregen und damit wiederum die Verdauung, die den Kreislauf häufig stark belastet.

Gerbstoffe

Gerbstoffe, ebenfalls Bestandteil des Schwarzkümmels, binden Eiweißstoffe. Auf verletzte Haut oder Schleimhaut aufgetragen, entziehen sie den dort eventuell angesiedelten Bakterien den Nährboden. Bei innerer Anwendung können sie sich jedoch auf den Magen schlagen (wie bei Kaffee, Tee etc.).

Weitere Inhaltsstoffe

Im Schwarzkümmel sind eine ganze Reihe von ätherischen Komponenten enthalten. Viele von ihnen haben eine weitgefächerte Wirkung. Je nachdem, in welcher Zusammensetzung sie auftreten, lösen sie unterschiedliche Reaktionen im Körper aus. Nachfolgend werden die wissenschaftlich nachgewiesenen Einzelwirkungen einiger Komponenten aufgeführt.

- **Monoterpenole** wirken im allgemeinen ausgleichend, besonders bei seelischen oder psychischen Anspannungen. Gleichzeitig regen sie den ganzen Organismus direkt über das zentrale Nervensystem an, was besonders bei Schwächezuständen sehr hilfreich sein kann. Sie erzeugen ganz generell eine positive Stimmung. Außerdem wirken sie entzündungshemmend. Zu den Monoterpenolen gehört z. B. das *Linalool*. Es wirkt ähnlich anregend auf die Gehirnzellen, das Herz und den Kreislauf, wie etwa das Koffein. Zudem löst es ein romantisches Gefühlsempfinden aus.
- **Monoterpene** regen die Produktion körpereigener Entzündungshemmer und Schmerzstiller an. Sie stimulieren die Nebennierenrinde dazu, Kortisol auszuschütten, das zusammen mit Kortison und Kortikosteron eine Vielzahl von Gleichgewichten regelt: die Blutbildung sowie den Muskel-, Wasser-, Elektrolyt- und Eiweißstoffwechsel. Es hält den Blutzucker stabil, hemmt bei allergischen Prozessen die gefährliche Ablagerung bzw. das Zusammenklumpen von Blutkörperchen.
- **Sesquiterpene** regulieren Histamine, die bei allergischen Reaktionen eine Rolle spielen und Juckreiz, Entzündungen und Schmerzen auslösen. Die Sesquiterpene heilen irritierte Haut und regenerieren die Schleimhaut. Sie wirken noch ausgleichender als die Monoterpenole auf die Psyche, geben Kraft bei Erschöpfung und schützen das Nervensystem bei Überanstrengung. Zudem unterstützen sie die Produktion von Pheromonen, die unsere individuelle Ausstrahlung und Anziehungskraft prägen.
- **Alpha-Pinen** regt in Schwächezuständen das zentrale Nervensystem an, gleicht aus und wirkt schmerzstillend, entzündungshemmend sowie wärmend.

- **Pinen** hemmt Angstzustände. Es beruhigt und kann sogar Müdigkeit bewirken. Gleichzeitig regt es während des Schlafes die Herz- und Atemfrequenz an und führt so zu angenehmen Trauminhalten.
- **Cineol** ist ein ausgesprochener Stimmungsmacher. Es gleicht in Streßsituationen aus, beseitigt Angstzustände und vermindert Konzentrationsschwäche.
- **Borneol** dämpft die Hirnaktivität ähnlich wie Valium, jedoch ohne die schädlichen Nebeneffekte.
- **Limonen** und **Cymol** beruhigen bei Unruhezuständen und Einschlafstörungen.
- **1,8 Cineol** ist ein Oxid und wirkt antibakteriell, antiviral, schmerzlindernd und anregend. Es trocknet jedoch die Haut aus.
- **Thujon** hat eine aphrodisierende Wirkung, und **Nigellon** ist als Antiasthmatikum bekannt.

Internationale Studien

Forschungen an vielen Instituten weltweit beschäftigen sich mit den Wirkungen des Schwarzkümmels und haben zum Teil ganz außergewöhnliche Ergebnisse hervorgebracht. Wir haben hier die interessantesten zusammengestellt:

Die Abteilung für biologische und medizinische Forschung am King Faisal Specialist Hospital and Research Center in Riad, Saudi-Arabien, wies nach, daß der Schwarzkümmel die Produktion von Makrophagen stimuliert (»Nigella sativa: Effect on human lymphocytes and polymorphonuclear leukocyte phagocytic activity«, 1995). Makrophagen sind bewegliche Zellen im Gewebe, die z. B. bei entzündlichen Prozessen ins Blut übergehen und sich dort am Abwehrkampf beteiligen. Nigella sativa hat also einen eindeutig positiven Einfluß auf das Immunsystem.

Am Institut für Tiermedizin in Kairo konnte mit Hilfe von Schwarzkümmelsamen die Ausbreitung von Staphylokokken-Entzündungen (von Bakterien verursachte Entzündungen, die einen tödlichen Ausgang haben können) in Mäusen gehemmt werden.

Die Abteilung für Pharmazie des King's College in London (»Fixed oil of Nigella sativa and derived Thymoquinone inhibit eiconsanoid generation in leucocytes and membrane lipid peroxidation«) stellte 1995 fest, daß das Öl eine positive Auswirkung auf den Verlauf von rheumatischen Krankheiten und den damit zusammenhängenden entzündlichen Prozessen hat.

In Kuweit fand man heraus, daß eine Mischung aus Schwarzkümmel, Myrrhe, Gum Olibanum, Gum Asafoetida und Aloe einen blutzuckersenkenden Effekt auf Ratten hatte, allerdings nur in geringem Maße. Diese Studie legt nahe, Zuckerkranke mit dieser Pflanzenmischung zu behandeln. Die Forscher unterstreichen jedoch, daß es höchstens einen positiven Effekt auf nicht insulinpflichtige Zuckerkranke haben kann.

Besonders Allergikern dürfte eine Studie der Odense Universität in Dänemark von 1993 neue Hoffnung geben (»Inhibition of histamine release from mast cells by nigellone«). Das im Schwarzkümmel enthaltene Thymochinon unterdrückte in dieser Untersuchung die Histaminausschüttung von Mastzellen. Es wird vermutet, daß diese Komponente des Schwarzkümmels im Fall einer allergischen Überreaktion die schmerzhaften und z. T. sogar gefährlichen Symptome wie Atemnot, Entzündung, Schwellung, Herzrasen etc. aufheben oder wenigstens mindern kann. Allerdings wurde die Studie wiederum nur an Mastzellen von Ratten in Reagenzgläsern durchgeführt, was die Übertragbarkeit ihres Ergebnisses auf den Menschen nicht klärt.

Die Studien des College of Pharmacy der King Saud Universität in Riad, Saudi-Arabien, belegen, daß eine intravenöse Applikation von Nigella sativa Blutdruck und Herzfrequenz je nach Dosierung unterdrücken und gleichzeitig die Atemfrequenz stimulieren kann, was besonders für Asthmatiker interessant sein dürfte.

Die Abteilung für Endokrinologie und medizinische Chemie am Central Drug Research Institute in Lucknow, Indien, testete Ratten, um die kontrazeptive Wirkung von Schwarzkümmel zu erproben (»Post-coital contraceptive efficacy of the seeds of Nigella sativa in Rats«, 1995). Tatsächlich wies die Studie nach, daß die Fruchtbarkeit dieser Ratten mit Schwarzkümmelöl beeinflußt werden konnte. Sogar erst nach dem Geschlechtsverkehr zugeführtes Nigella sativa reduzierte die Fruchtbarkeit deutlich.

Das College of Medicine der Universität von Jordanien in Amman konnte 1996 in einer Studie feststellen, daß das ätherische Öl des Schwarzkümmels auf die glatte Muskulatur des Uterus von Ratten und Meerschweinchen wirkt (»Effects of the volatile oil of Nigella sative seeds on the uterine smooth muscle of rat and guinea pig«). Sie konnten damit spontane Kontraktionen unterdrücken. Der Versuch war abhängig von der Konzentration und konnte durch Abwaschen des Öls rückgängig gemacht werden.

Und schließlich wies die Universität von Colombo in Sri Lanka 1991 nach, daß die Einnahme von Schwarzkümmel keine krankhaften Veränderungen der Leber nach sich zieht.

Zusammenfassend lassen sich dem Schwarzkümmel folgende positive Kräfte zuschreiben: Er wirkt harntreibend, blähungshemmend, entspannend, entkrampfend (bei Spasmen und Asthma), lösend (bei Verschleimungen), fungizid (gegen Pilzbefall), antimykotisch (gegen Bakterien), antiviral (gegen Viren), schmerzlindernd, stimmungsaufbessernd, aphrodisierend, kräftigend, blutzuckersenkend, harmonisierend, entzündungshemmend, und er unterstützt die Gallensaft- und Muttermilchbildung.

Außer der oben erwähnten finnischen Studie sei hier noch ein Wort zur Überdosierung gesagt. Im Mai 1997 berichteten die vier Ärzte Dr. Steinmann, Dr. Schatzle, Dr. Agathos und Dr. Breit der Dermatologischen Klinik am Schwabinger Krankenhaus, München, in einem Artikel (»Allergic contact dermatitis from black cumin [Nigella sative] oil after topical use«) von einem 28jährigen Mann, der Hals und Nacken über einen Zeitraum von drei Monaten mit Schwarzkümmelöl und Schwedenkräutern einrieb, um seine Heiserkeit zu heilen. Der Effekt war ein ausgebreitetes Ekzem, das sich nach mehreren Tests eindeutig auf das Schwarzkümmelöl zurückführen ließ.

Als Erklärung weisen die Ärzte darauf hin, daß Schwarzkümmel zu den Hahnenfußgewächsen zählt, ebenso wie die Clematis, von der solche Reaktionen zur Genüge bekannt sind.

Bei der Anwendung von Schwarzkümmel ist also immer die individuelle Verträglichkeit zu beachten!

Gesundheitsstörungen und deren Behandlung mit Schwarzkümmel

> »Ein Mensch wird gesund, wenn er es müde ist, krank zu sein.«
> Lao Tzu: *Tao Te Ching*

Eine komplexe Welt

Schlechte Nachrichten, negative Zukunftsprognosen, Fernsehen, Verkehr, Werbung: unsere Sinne werden geradezu überschwemmt mit Informationen. Nur selten nehmen wir uns die Zeit, uns nach innen zu kehren, auf die Stimme unseres inneren Führers zu hören, unsere Bedürfnisse wahrzunehmen und uns von den Wünschen abzugrenzen, die uns die Welt vorgaukelt. Müdigkeit ist die Folge, Erschöpfung und Dauerstreß. Unser Körper versucht, die Notbremse zu ziehen, entwickelt hier ein Wehwehchen, dort ein kleines Leiden, aber anstatt zu versuchen, ihn zu verstehen, gehen wir mit harter Munition gegen diese vermeintlichen Zipperlein los – als ob wir damit die Probleme lösen könnten.

Leichte Kopfschmerzen entwickeln sich zur Migräne, die Tabletten vom letzten Arztbesuch sind fast alle, das nächste Rezept muß nur abgeholt werden. Und schnell besteht unser Leben nur noch aus Krankheit, die ständiger Behandlung bedarf. Dabei entgleitet uns das, was wir eigentlich bräuchten, um die vielen Beschwerden zu lindern oder sogar zu heilen.

Gesundheitsstörungen

Was ist denn Gesundheit eigentlich? Ist es sich wohlzufühlen? Ist man gesund, wenn man Diagnoseberichte in der Tasche hat, die einem bestätigen, keine der schlimmen Krankheiten dieser Erde (Krebs, AIDS) zu haben? Ist es überhaupt möglich, in dieser komplexen Welt noch beschwerdefrei zu sein? Ist man gesund, wenn man keine Schmerzen hat? Oder gehört noch mehr dazu?

Sicherlich spielt das Gleichgewicht eine große Rolle, wenn wir uns über Gesundheit Gedanken machen: Gleichgewicht zwischen innen und außen, zwischen nach außen gehen und sich zurückziehen, zwischen denken und handeln, zwischen sorglos in den Tag hineinleben und bedachtsam an die Konsequenzen unseres Verhaltens denken. Wahres Gleichgewicht erfordert eine Übereinstimmung von Körper, Geist und Seele. Eine Störung in einem dieser Bereiche wirkt sich ganz automatisch auf die anderen aus. Um eine effektive Heilung zu erlangen, ist es sicherlich nicht ausreichend, wenn wir uns nur um unseren körperlichen Zustand kümmern. Wir müssen für das Wohlbefinden aller Schichten unseres Selbst sorgen.

Das ist gar nicht so schwierig, wie es auf den ersten Blick erscheint. Es gibt zwar keine Allheilmittel oder Zauberformeln, die uns mühelos die perfekte Gesundheit bescheren, aber es gibt Wege, die uns zu höherem Gesundheitsbewußtsein verhelfen und damit zu wahrem Wohlbefinden.

Die Grundlage dafür ist, sich wieder als ganzheitliches Wesen zu verstehen, das in enger Verbindung mit seiner Umwelt steht. So, wie unsere Verdauung von unserer Nahrung abhängt, so ist unser gesamter Organismus energetisch und über die Sinne mit unserer Umwelt und unseren Mitmenschen verbunden. Wer das versteht, dem wird deutlich, daß wir uns nicht immer gleich fühlen können.

Eine komplexe Welt

Der Körper ist ein komplexes Wunderwerk. Er verfügt über unglaubliche Selbstreinigungskräfte. Aber dafür müssen wir ihm die Zeit und den Raum zur Verfügung stellen. Er braucht die kleinen Erkältungen, den fieberhaften Infekt oder die Verdauungsstörung. Unsere Psyche braucht den Rückzug, das Alleinsein mit sich, die Zeit, in sich zu kehren, auf sich zu hören, die Frühwarnlämpchen wahrzunehmen, bevor der ganze Organismus überkocht. Stille ist die Nahrung für unsere Seele. Und die Zuversicht, daß unser Weg der richtige ist.

Gesundheit fängt also schon damit an, daß wir im Falle einer Krankheit nicht in Panik ausbrechen und uns krank fühlen, sondern mit Zuversicht an die Sache herangehen. Zunächst müssen wir in Ruhe feststellen, was genau unser Körper in diesem Moment fordert. Wir müssen die Zeit finden, um unsere Aufmerksamkeit zwanglos nach innen zu kehren und nach den »Störfaktoren« zu suchen, die uns krank gemacht haben. Instinkt und Verlangen sind uns dabei starke Führer. Die zentralen Fragen: »Was fehlt mir?« und »Was will mein Körper mit dieser oder jener Krankheit ausdrücken?« werden beantwortet, wenn wir uns die Mühe machen zuzuhören. Welches Problem schiebe ich seit Wochen vor mir her?

Eine Pause wird unserem Organismus sehr helfen, sich von einer Überbeanspruchung zu befreien und somit »unnötigen« Verstimmungen vorzubeugen.

Wie Sie Ihren Körper außerdem noch mit sinnvoller Ernährung unterstützen können, lesen Sie ab Seite 109.

Jetzt beschäftigen wir uns zunächst mit den medizinischen Ursachen von Gesundheitsstörungen und wie man sie ganzheitlich mit Schwarzkümmel behandeln kann. Außerdem geben wir Tips, die Ihrer Betrachtung von Krankheit vielleicht einen neuen Blickwinkel verleiht.

KRANKHEITSREGISTER

Abwehrkräftemangel (Allgemeine Immunschwäche)

Was ist das?

Ein stabiles und gesundes Abwehrsystem ist in der Lage, krankmachende Erreger bzw. Giftstoffe aller Art, die in den Körper eindringen, durch Antikörper abzuwehren. Das geschieht in Form einer ganzen Armee von Zellstämmen: Makrophagen, Leukozyten, T-Zellen, B-Zellen, Helferzellen. Daneben gibt es Immunglobuline, die zu vernichtende Zellen für die Killerzellen kennzeichnen.

Diese sowie eine ganze Reihe weiterer Zellformen sind im gesamten Körper vorhanden, vermehrt jedoch in den Organen, die direkt mit der Außenwelt in Kontakt stehen: Mundschleimhaut, Darmtrakt, Haut, Sinnesorgane und selbstverständlich im Blutkreislauf.

Das Immunsystem muß man sich als hochkomplexes System vorstellen, das sehr viel aufwendiger operiert als die modernsten Sicherheitsanlagen von Großbanken. Alle Zellgruppen stehen miteinander in Kommunikation, sie stimulieren oder blockieren sich je nach Bedarf gegenseitig, sie steuern ihre Reproduktion, sie verändern sich den Anforderungen entsprechend und speichern nach getaner Arbeit die Abwehr-Informationen von Erregern ab, um beim nächsten Angriff desselben Erregers die passenden Abwehrzellen loszuschicken (Immunität).

Ist das Immunsystem geschwächt oder gestört, kommt es zu allen möglichen Arten von Erkrankungen:

- Erreger überschreiten die Abwehrschranken des Körpers und verursachen Erkrankungen (Infekte).
- Körpereigene Fehlentwicklungen werden als solche nicht mehr erkannt und bilden sich fort (Krebs).
- Das Immunsystem wendet sich in sogenannten autoaggressiven Erkrankungen gegen sich selbst (Rheuma, Morbus Bechterew, Leukämie, Zirrhose).
- Das Immunsystem reagiert über, in einer Art, die in keiner Relation mehr zum Angriff steht (Allergien).
- Das Immunsystem zerstört sich selbst derart, daß man von Immunschwächekrankheit spricht (AIDS).

Die Ursachen für ein geschwächtes Immunsystem sind mannigfaltig und könnten – schon weil es darüber die verschiedensten Theorien gibt – Bücher füllen.

Unbestritten sind die zunehmende Belastung durch Umweltfaktoren (Luftverschmutzung, Lärm, Umweltgifte etc.), immer aggressivere Erreger, die unser Immunsystem nachhaltig schwächen (EHEC, BSE, HIV etc.). Bekannt ist ebenso der Einfluß unserer Gefühle, unserer psychischen und seelischen Stabilität auf unser Vermögen, uns gegen die Außenwelt abzuschirmen, uns zu verteidigen, uns gegen die Einflüsse anderer abzugrenzen. Daneben hat natürlich auch die Ernährung Auswirkungen auf unser Immunsystem ebenso wie Bewegungsmangel.

Bewegung beschleunigt die Atmung, erhöht die Zirkulation aller Organe, stimuliert die Sauerstoffzufuhr und fördert den Abtransport von Schlackstoffen aus den verschiedenen Geweben, die sich dort als Verdauungsrückstände oder unverbrauchtes Adrenalin nach Schreck oder Schock abgelagert haben. Körperliche Aktivität ist daher ausgesprochen wichtig, und zwar

Gesundheitsstörungen

am besten in Form von kurzen Streßphasen im Ausgleich mit tiefer Entspannung. Der gemächliche Spaziergang ist zwar nicht zu verachten, ein kleiner Sprint erzielt jedoch einen weitaus höheren Effekt.

Schwarzkümmel im Einsatz

Wie Sie gelesen haben, belegen Studien aus aller Welt die positive Wirkung der verschiedenen Inhaltsstoffe des Schwarzkümmels auf den Organismus.

Dr. med. Peter Schleicher und Dr. med. Lutz Bannasch vom Institut zur Erforschung neuer Therapieverfahren chronischer Erkrankungen und Immunologie in München haben 1994 eine Forschung vorgelegt, in der sie zu dem Schluß kommen, daß die Therapie mit ungesättigten Fettsäuren aus Pflanzensamenöl (wie z. B. im Schwarzkümmel enthalten) eine sehr wirkungsvolle, gut verträgliche und preiswerte Therapie bei allergischen Erkrankungen darstellt. Und zwar deshalb, weil sie die verschiedensten Immunreaktionen regulieren.

In ihren Untersuchungen konnten die beiden Ärzte verschiedenste Symptome von Allergikern in 90 Prozent der Fälle lindern. Sie empfehlen daher eine längerfristige, konsequente Nahrungsergänzung (drei bis sechs Monate) mit zweimal 500 Milligramm Schwarzkümmelöl täglich.

Sollten Sie die Samen bzw. das Öl bereits konsequent in Ihren Ernährungsplan aufgenommen haben, ist die oben erwähnte Menge entsprechend zu reduzieren.

Natürlich darf man auch hier nicht vergessen, daß Einzelpersonen mit Unverträglichkeit reagieren können. Klären Sie die Einnahme daher mit Ihrem Hausarzt ab, und denken Sie im Fall eintretender Reaktionen (Veränderung der Befindlichkeit, Hauterscheinungen) auch an den Schwarzkümmel.

Wichtiger Hinweis

Immunstärkende Heilpflanzen sind in erster Linie Vorbeugungsmittel, indem sie das Abwehrsystem stimulieren. Daher sollten sie bei gerade entstehenden Infektionen, also im floriden Stadium, nicht eingenommen werden, weil sie zu diesem Zeitpunkt das Immunsystem überstimulieren könnten. Dies würde den gegenteiligen Effekt erzielen, nämlich zur Ausschüttung unreifer Abwehrzellen führen, die nicht arbeitstüchtig genug sind.

Abschorfungen, leichte Schnittwunden, Wundheilung

Was ist das?

Überall lauern versteckte Gefahren, schnell zieht man sich kleine Verletzungen zu. Um Komplikationen zu vermeiden, muß man selbst den kleinsten Wunden Aufmerksamkeit schenken.

Bevor Sie etwas anderes tun, sollten Sie jede Wunde immer ausdrücken, um sicherzugehen, daß keine Krankheitserreger ins Gewebe oder in die Blutbahn gelangen.

Schwarzkümmel im Einsatz

1. Schritt:
Hautbad bei Verletzungen
- 5 Tropfen Schwarzkümmelöl
- 3 Tropfen ätherisches Lavendelöl
- 2 Tassen warmes Wasser

Baden Sie die Verletzung in der Wasser-Öl-Mischung, und lassen Sie sie dann an der Luft trocknen.

2. Schritt:
Honigsalbe
- 3 Tropfen Schwarzkümmelöl
- 1 Tropfen ätherisches Lavendelöl
- 1 EL kaltgeschleuderter Honig

Honig als Salbenbasis mag ungewöhnlich klingen, aber er hat bakterientötende und somit reinigende Wirkung!

Mischen Sie alle Zutaten gut, bis eine cremige Masse entsteht. Die Salbe direkt auf die verletzte Stelle streichen. Wiederholen Sie diesen Vorgang zwei Tage lang. Am dritten Tag sollte Luft auf die Verletzung gelangen, so daß sie austrocknen kann.

Selbstverständlich sollten alle Wunden, die stark bluten, sich verfärben oder schlecht ausheilen, von einem Arzt behandelt werden.

Akne (Akne vulgaris)

Was ist das?

Natürlich ist Schönheit nicht nur eine Frage der Haut. Aber wenn man unter Akne leidet, tröstet dieser Spruch nicht unbedingt. Fettige Haut, rote eitrige Pickel, vielleicht sogar Narben und nicht selten Schmerzen ergeben ein unschönes Krankheitsbild, das für die Leidenden selbst schwer zu ertragen ist.

Akne ist eine chronische Hauterkrankung, die im Bereich der talgdrüsenreichen Hautschichten angesiedelt ist. Die ausführenden Gänge der Talgdrüsen verstopfen, und der Talgstau entzündet sich. Je nach Schwere der Entzündung bilden sich große Knoten, die beim Abheilen Narben zurücklassen.

Akne hat unterschiedliche Ursachen. Neben genetischen Faktoren spielen Verhornungsstörungen bei der Hautbildung, immunologische Prozesse, hormonelle Einflüsse, Bakterien und die psychische Stabilität des Patienten eine Rolle.

Das wichtigste bei Akne ist, die Haut mehrmals täglich gründlich (aber sanft!) zu reinigen. Sonnenlicht kann für manchen sehr heilsam sein. Die Bestrahlung mit ultraviolettem Licht (Solarium) sollte nur unter ärztlicher Aufsicht durchgeführt werden.

Schwarzkümmel im Einsatz

Reinigungsdampf

- 3 EL getrocknete Holunderblüten
- 2 EL getrocknete Eukalyptusblätter
- 2 EL gemahlene oder zerquetschte Schwarzkümmelsamen
- $1/2$ l kochendes Wasser

Die Heilkräuter in eine Schüssel geben und mit dem Wasser überbrühen. Halten Sie Ihr Gesicht über den Dampf (aber verbrühen Sie sich nicht), und bedecken Sie Ihren Kopf mit einem Tuch, so daß sich der Dampf darunter staut. Das Gesicht darf das heiße Wasser nicht berühren! Wiederholen Sie diesen Vorgang drei- bis viermal. Atmen Sie dabei gut ein: Der Dampf ist zusätzlich eine Wohltat für Lungen und Nebenhöhlen.

Kräuter-Lotion

- 2 EL gemahlene oder zerdrückte Schwarzkümmelsamen
- 15 g kleingeschnittene Beinwellwurzel (in der Apotheke erhältlich)
- 4 EL Hamameliswasser
- 50 ml destilliertes Wasser
- 10 ml 70prozentiger Alkohol
- 2 Tropfen ätherisches Zitronenöl

Gesundheitsstörungen

Die Heilkräuter in einem gut verschließbaren Glas oder Porzellangefäß mit Wasser und Alkohol übergießen. An einem kühlen, trockenen Ort sieben Tage ziehen lassen. Seihen Sie die Flüssigkeit ab, und pressen Sie die Kräuter aus. Geben Sie dann das Hamameliswasser und das Zitronenöl dazu. Schütteln Sie das Ganze vor jedem Gebrauch gut durch.

Die Lotion sollte morgens und abends nach der Reinigung der Haut aufgetragen werden.

Weiterer Tip

Da die Haut ein Ausscheidungsorgan ist, ist reine Haut nicht nur eine Sache der Hautpflege, sondern auch der gesunden Ernährung.

Eine vollwertorientierte Kost (siehe Seite 109) führt dem Körper stärkende Vitalstoffe zu, die das Immunsystem unterstützen und die Haut positiv beeinflussen. Außerdem sollte man bei Akne besonders darauf achten, Fett, Zucker, Alkohol und scharfe Gewürze zu reduzieren.

Asthma

Was ist das?

Eine gefürchtete Atemwegserkrankung ist das Bronchialasthma. Wer darunter leidet oder einen Anfall miterlebt hat, weiß warum.

Die geschwollenen Schleimhäute der kleineren Bronchialäste und Bronchiolen sowie die verspannte glatte Muskulatur der Bronchien hindern den Asthmatiker während eines akuten Anfalls daran, richtig auszuatmen. Aus Angst zu ersticken, ringt der Betroffene jedoch verzweifelt nach Luft und kann genau daran ersticken. Als Ursache für diese chronische Erkrankung werden entzündliche, toxische, infektiöse, immunologische, vor allem aber auch psychische Vorgänge vermutet.

Auslöser für einen Anfall können entweder Infektionen der Atemwege sein wie Bronchitis, Reizstoffe wie Tierhaare, Staub oder Pollen, aber auch körperliche und psychische Belastungen.

Schwarzkümmel im Einsatz

Bronchialinhalation
- 10 Tropfen Schwarzkümmelöl
- 3 Tropfen Geranienöl
- 2 Tropfen Zitronenöl
- 1 l heißes Wasser

Vermischen Sie die drei Öle gut, geben Sie fünf Tropfen davon in eine große Schüssel, und übergießen Sie sie mit dem heißen Wasser. Decken Sie Ihren Kopf mit einem Handtuch ab und inhalieren Sie *mit geschlossenen Augen* zehn bis 15 Minuten lang. Inhalieren Sie täglich.

Bronchialtee
- 1 EL zerdrückte Schwarzkümmelsamen
- 1 TL Kamille
- 1 TL zerstoßene Fenchelsamen
- $1/4$ l heißes Wasser

Alle Zutaten mit dem Wasser überbrühen und zehn Minuten ziehen lassen. Der Tee kann zwei- bis dreimal täglich getrunken werden.

Weitere Schwarzkümmel-Tips

In Arabien und der Türkei werden die Samen (etwa ein halber Teelöffel) gekaut, bis sie fast flüssig sind, und dann geschluckt.

Gesundheitsstörungen

So gelangen die Vitalstoffe direkt über die Mundschleimhaut in das Blut und werden nicht von der Magensäure angedaut.

Sie können auch einen puren Schwarzkümmelsud machen, indem Sie zwei Eßlöffel Schwarzkümmelsamen in 500 Milliliter Wasser eine Viertelstunde kochen. Den Sud trinken Sie dann über den Tag verteilt.

Weitere Tips

Bei akuten Asthmaanfällen sind ergänzende Verfahren kein Ersatz für eine schulmedizinische Behandlung. In den beschwerdefreien Zeiten kann man die Schwarzkümmelrezepte als unterstützende Maßnahmen anwenden. Ansonsten sind entspannende Atemübungen, Yoga oder Meditation sehr hilfreich.

Augenstreß

Was ist das?

Unsere Augen sind die Verbindung zur Außenwelt und uns deswegen sehr kostbar. An ihnen läßt sich unser Gemütszustand ablesen, unsere wahren Gefühle. »Augen sind die Fenster zur Seele«, heißt es im Volksmund. Mit ihnen drücken wir Zuneigung, Liebe und Angst aus. Mit ihnen nehmen wir unsere Umwelt wahr, noch viel stärker als mit Ohren, Zunge oder Händen.

Deshalb beanspruchen wir unsere Augen aber auch oft viel zu stark und merken nicht, wie sehr wir sie überstrapazieren. Heutzutage ist es normal, den ganzen Tag am Computer zu sitzen und am Abend bei schlechtem Licht ein Buch zu lesen. Als würde der Tag vor dem Computer-Bildschirm noch nicht reichen, sitzen wir abends oft noch einige Stunden vor dem Fernseher.

Angestrengte, gestreßte Augen sind zur Normalität geworden. Die Streßsymptome können sehr unterschiedlich sein: verschwommener Blick, Trockenheit, Müdigkeit, schwimmende schwarze Pünktchen, brennendes Gefühl, Rötung oder geschwollene Tränensäcke. Am deutlichsten wird es, wenn das Sehvermögen beeinträchtigt wird und Sehstörungen auftreten. Wenn man die Augen einmal überstrapaziert, ist das noch kein Grund zur Sorge. Werden aber Symptome zum dauerhaften Problem, sollten Sie unbedingt einen Augenarzt aufsuchen.

Schwarzkümmel im Einsatz

Augenöl
- 20 ml Mandel- oder Sesamöl (oder ein anderes leichtes Öl)
- 1 Tropfen Rosenöl oder 10 Tropfen Rosenwasser
- 2 Tropfen Schwarzkümmelöl

Alle Zutaten gut vermengen. Das Gemisch vorsichtig um die Augen herum auftragen. Geben Sie acht, daß es nicht in die Augen selbst läuft. Es sollte praktisch ein Kreis um die Augenhöhle entstehen. Augen schließen, zurücklegen, entspannen.

Entspannendes Augenkissen
Siehe Seite 149.

Weitere Tips

Um die Augen gesund zu erhalten, sollten Sie ihnen ab und an Aufmerksamkeit schenken. Wenn Sie sehr viel lesen oder fernsehen, dann ruhen Sie Ihre Augen mal in einer schönen Landschaft aus oder in der Weite des Himmels.

Fokussieren Sie Gegenstände, die ganz nah vor Ihnen stehen, und lassen Sie anschließend Ihren Blick über verschiedene Distanzen in die Ferne schweifen, ganz langsam hin und her, immer wieder. So trainieren Sie die Augenmuskulatur und stärken sie gegen Übermüdung.

Oder probieren Sie bei ruhiger Musik (Mozart ist dafür ideal!), Ihre Achtsamkeit auf Ihre Augen zu lenken und sie dadurch tief zu entspannen.

Blähungen

Was ist das?

Blähungen (Flatulenzen) können organische Ursachen haben, wie z. B. Gallensteine. Sehr oft werden sie durch Nahrungsmittelunverträglichkeit bewirkt, meist durch bestimmte Kohlarten, Hülsenfrüchte, Sellerie, Zwiebeln oder Knoblauch. Schlagsahne oder Mineralwasser enthalten viel Luft, die auftreibt.

Ein Grund für Blähungen kann aber auch sein, daß wir uns nicht die Zeit nehmen, langsam zu essen. Wir kauen kaum, schlingen die Mahlzeit hinunter, lesen Zeitung dabei, schauen Fernsehen oder führen Gespräche. Und so landet mit jedem Bissen eine Menge Luft im Bauch.

Magen und Darm blähen sich auf, unangenehmes Völlegefühl ist die Folge, manchmal auch Übelkeit. Der Druck kann so groß werden, daß er auf dem Zwerchfell lastet, und damit Lunge und Herz beengt, was Kurzatmigkeit und Herzrasen verursacht.

Es gibt viele Mittel, dieses Problem zu bekämpfen (von Tees bis zu Fertigpräparaten). Bevor man zu diesen greift, sollte man jedoch unbedingt seine Eßgewohnheiten beobachten und entsprechend verändern.

Und dann gibt es da immer noch den Schwarzkümmel, der gerade hier erstaunliche Dienste leistet.

Schwarzkümmel im Einsatz

Blähungstrunk
- ¹/₄ l Milch
- 1 EL zerstoßene Schwarzkümmelsamen
- ¹/₂ Zimtstange
- ¹/₂ TL Honig

Die Milch mit dem Schwarzkümmel und Zimt erwärmen und 20 Minuten köcheln lassen. Zum Schluß mit Honig süßen. Langsam trinken und genießen!

Weitere Tips

Die Verwendung von Schwarzkümmel in der Küche wird das Blähungsproblem bessern. Es gibt aber auch noch andere Tips, wie man verschiedene Nahrungsmittel mit Hilfe von Kräutern verträglicher machen kann: Kochen Sie Hülsenfrüchte immer mit einem Lorbeerblatt, und würzen Sie Kohlgerichte mit Kümmel. Schwere Fleischgerichte können Sie mit frischem Ingwer verträglicher machen. Vollkornprodukte sollten Sie möglichst nicht mit weißem Zucker kombinieren. Gekochtes Obst ist verdaulicher als rohes.

Blasenentzündung und Harndrang

Was ist das?

Obwohl sie auch bei Kindern und Männern auftritt, leiden hauptsächlich Frauen an Harnblasenentzündungen.

Der häufige, schmerzhafte Harndrang macht das Verlassen des Hauses beinahe unmöglich; das zwanghafte Wasserlassen wird zum Dauerthema. Obwohl die Krankheitszeichen insgesamt nicht so intensiv sind (d. h. außer dem Harndrang selten

Gesundheitsstörungen

weitere Krankheitssymptome auftreten), ist diese Entzündung hartnäckig. Meistens sind die Ursache Krankheitserreger, die von außen durch die Harnröhre in die Blase gelangen. Auch Rückfälle sind weit verbreitet.

Die sogenannte Reizblase dagegen hat mit Krankheitserregern wenig zu tun, sondern ist nervös bedingt. Häufiger Harndrang kann auch durch starke mechanische Reizungen oder durch eine Beckenbodensenkung (normalerweise erst bei älteren Frauen) verursacht werden.

Bei Männern ruft manchmal auch eine vergrößerte Prostata häufiges Urinieren hervor.

In jedem Fall ist es wichtig, die Ursache herauszufinden. Ein aufsteigender Infekt kann die Nieren angreifen und die Sache komplizieren. Wird die Entzündung dagegen schnell behandelt, läßt sie sich binnen einer Woche heilen.

Das folgende Rezept stärkt Nieren und Blase und eignet sich somit sowohl zur Vorbeugung von Erkrankungen im Harnbereich als auch zur Begleitung von anderen Therapien.

Schwarzkümmel im Einsatz

Blasen-/Nierentonikum
- 2 EL Schwarzkümmelsamen
- 2 EL Petersilienwurzel
- 2 EL Wacholderbeeren
- 2 EL klein geschnittene Eibischwurzel
- 1 kleine Scheibe frischer Ingwer oder $^1/_4$ TL getrockneter Ingwer
- 1 l Wasser

Die Heilkräuter 20 Minuten im Wasser sieden und anschließend seihen. Sobald der Trunk auf Zimmertemperatur abgekühlt ist, über den Tag verteilt trinken. Das können Sie mehrere Tage wiederholen, nicht jedoch über eine längere Zeit. Auch sollte es nicht das einzige sein, was Sie während des Tages trinken: Sie sollten daneben auch reichlich Wasser, Fruchtsäfte und Gemüsebrühe zu sich nehmen.

Weitere Tips

Nahrungsmittel spielen bei einer Blasenentzündung eine große Rolle. Gut sind schwarze Johannisbeeren, Himbeeren, Walderdbeeren und deren Säfte, Zwetschgen, milde Salatsorten und Mandeln. Meiden sollten Sie bei Blasenentzündung schleimhautreizende Gewürze und Gemüse wie etwa Meerrettich oder Rettiche, Senf, Curry, Paprika und scharfe Salatsorten.

Bluthochdruck (Hypertonie)

Was ist das?

Bluthochdruck (Hypertonie) ist eine schleichende Gesundheitsstörung. Obwohl einige spezifische Krankheiten Bluthochdruck hervorrufen können (insbesondere Nierenkrankheiten), sind die meisten Ursachen noch ungeklärt. Der hohe Blutdruck selbst führt zwar nicht unbedingt zu Gesundheitsproblemen, aber es ist bekannt, daß Menschen mit normalem bzw. niedrigem Blutdruck länger leben als Hochdruckpatienten. Diese Tatsache hängt vor allem mit den Komplikationen oder Nebenerscheinungen zusammen, die den Bluthochdruck begleiten können: Herzinfarkt, Schlaganfall und Thrombosen. Hypertonie kann auch zur Verhärtung der Arterien führen, zu Herz/Kreislauf- und Nierenproblemen.

Die Behandlung der Hypertonie gestaltet sich schon deswegen schwierig, weil die genauen Ursachen oft nicht festzustellen sind.

Gesundheitsstörungen

Die Symptome dieser Störung reichen von milden Kopfschmerzen und Müdigkeit bis hin zu Schwindelanfällen, Ohrensausen und Herzrasen.

Oberstes Gebot: Ruhe, Langsamkeit und Gelassenheit statt Streß. Zusätzlich sollten Sie etwaiges Übergewicht abbauen, um Herz und Kreislauf zu entlasten. Vermeiden Sie ein Übermaß an tierischem Fett sowie Weißmehl-Produkte, Milchprodukte, Zucker und Salz. Gut dagegen sind frisches Gemüse und Obst sowie Fisch und vollwertiges Getreide.

Schwarzkümmel im Einsatz

Schwarzkümmelpaste aus der Türkei
Schwarzkümmel wird seit alters her in der Türkei eingesetzt, um den Kreislauf wieder ins Gleichgewicht zu bringen.
- 2 EL Schwarzkümmelsamen
- 4 EL Honig

Die Schwarzkümmelsamen ohne Fettzugabe in der heißen Pfanne ein bis zwei Minuten leicht rösten (gut aufpassen, daß sie nicht anbrennen. Sie sollten ein leicht nussiges Aroma haben). Die Samen vollkommen abkühlen lassen und entweder in einem Mörser oder mit einer Gewürzmühle mittelfein mahlen. Danach mit dem Honig gründlich mischen, bis eine Paste entsteht. Täglich einen Teelöffel davon vor dem Frühstück im Mund zergehen lassen.

Weitere Tips

Hypertonie tritt oft in Zusammenhang mit psychischen Problemen auf, die genauso schleichend bzw. versteckt ablaufen wie der Bluthochdruck selbst. Gibt es Probleme, die Sie unter Druck setzen? Können Sie einem bestimmten Druck (Arbeit, Beziehung, Familie) nicht ausweichen?

Chronische Müdigkeit und Erschöpfung

Was ist das?

Unsere Vorfahren hätten uns belächelt, hätten wir von dieser »Krankheit« erzählt. Früher wurde viel länger gearbeitet, auf dem Feld, im Laden, zu Hause. Es gab kaum Freizeit und nur wenig Ablenkung. Heute werden wir hingegen mit einer Unzahl von optischen und akustischen Reizen bombardiert. Das »Abschalten« wird immer schwieriger. Der Arbeitstag ist zwar kürzer geworden, dafür aber um ein vielfaches intensiver. Permanenter Streß, ständige Überforderung, Konkurrenzkampf, Angst um den Arbeitsplatz und viele andere drückende Probleme werden als Ursache für diesen lähmenden Zustand vermutet. Immunschwäche, Umweltgifte und Allergien tun das ihre, dieses Bild noch komplizierter zu gestalten.

Die traurige Tatsache: Zehn Prozent der deutschen Bevölkerung leidet unter chronischer Müdigkeit, mit teils sehr unterschiedlichen Symptomen und Krankheitsverläufen. Extreme Abgeschlagenheit, Apathie, Muskelschwäche, Kopfschmerzen und Depressionen sind nur ein Teil des Krankheitsbildes. Und obwohl die Forschung, insbesondere im psychosomatischen Bereich, auf Hochtouren läuft, sind die Ergebnisse bis jetzt nicht sehr aufschlußreich.

Schwarzkümmel im Einsatz

Die folgende Kräutermischung basiert auf einem alten indischen Rezept und zeichnet sich durch stärkende und wärmende Eigenschaften aus.

Chai-Tee
- 1 kleines Stück frischer Ingwer (ca. 10 g), gerieben
- 7 Pfefferkörner

Gesundheitsstörungen

- 1 EL zerstoßene Schwarzkümmelsamen
- 1 Zimtstange
- 5 Nelken
- 10 Kardamomsamen
- 1 Prise Muskat
- $^1/_2$ l Wasser

Alle Zutaten in dem Wasser langsam zum Kochen bringen und zehn Minuten köcheln lassen. Dann eine halbe Tasse Milch dazugeben und weitere zehn Minuten köcheln lassen. Zum Schluß geben Sie etwas Honig und eine Prise Muskat dazu. Trinken Sie täglich zwei Tassen davon.

Weiterer Tip

Die kleine Selbstbehandlung ist sicherlich ein Schritt in die richtige Richtung. Sobald Sie sich Zeit für sich nehmen, erlangen Sie möglicherweise Erkenntnisse über Ihren Zustand, die Sie zu weiteren Behandlungsmaßnahmen führen. Es ist auf jeden Fall ratsam, sich von einem Arzt oder Heilpraktiker untersuchen zu lassen.

Durchfall

Was ist das?

Durchfall ist ein Wort, das oft fälschlich verwendet wird, um dünnen, ungeformten Stuhl zu beschreiben. Eine einmalige Entleerung, so unangenehm sie ist, stellt medizinisch gesehen noch keinen Durchfall dar, sondern eher einen Reinigungsmechanismus des Körpers aufgrund einer Nahrungsmittelunverträglichkeit; der Körper stößt Unverdauliches einfach wieder ab.

Eine zweite Ursache für einen plötzlichen Anfall kann im

psychischen Bereich liegen. Viele Menschen reagieren bei Nervosität und starker Aufregung mit Bauchschmerzen und dünnem Stuhlgang.

Medizinisch gesehen ist Durchfall erst behandlungsbedürftig, wenn es zu mehr als fünf Entleerungen pro Tag kommt und der/die Leidende selbst nachts gezwungen ist, auf die Toilette zu gehen.

Colitis Ulcerosa, Divertikulitis, Ruhr und andere Infektionskrankheiten rufen schweren Durchfall hervor.

Wenn Durchfall mehr als zwei Tage unvermindert anhält, wenn gar Fieber und ein allgemeines Krankheitsgefühl einsetzt oder Blut im Stuhl auftaucht, sollte man unbedingt einen Arzt konsultieren.

Schwarzkümmel im Einsatz

Massageöl
- 8 Tropfen Schwarzkümmelöl
- 2 Tropfen ätherisches Lavendelöl
- 1 Tropfen ätherisches Pfefferminzöl
- 2 EL neutrales Öl (z. B. Mandel- oder Sesamöl)

Die Öle gut vermischen und den ganzen Unterleib damit leicht, aber gründlich einmassieren.

Während und nach einem echten Durchfall ist es äußerst wichtig, die verlorene Flüssigkeitsmenge wieder aufzunehmen. Sie sollten unbedingt größere Mengen trinken, und zwar nicht nur Wasser, denn mit dem Durchfall haben Sie wichtige Mineralstoffe verloren. Fruchtsäfte, warme Gemüsebrühe oder Mineralstoffgetränke sind wichtig. Das folgende Rezept hilft, den Reiz zu besänftigen, und unterstützt die Flüssigkeitsresorption.

Gesundheitsstörungen

Ergänzungstrunk
- 1 l Wasser (Zimmertemperatur oder lauwarm; nicht kalt!)
- 5 TL Zucker
- $^1/_2$ TL Salz
- 1 Prise Zimt
- 10 Tropfen Schwarzkümmelöl
- 3 Tropfen ätherisches Zitronenöl oder 2 EL frischgepreßter Zitronensaft

Alles gut verschütteln (funktioniert am besten in einer Flasche) und gläschenweise über den Tag verteilt trinken.

Weiterer Tip

Unsere Darmflora ist sehr empfindlich und leicht aus der Balance zu bringen. Wenn Sie öfters an Durchfällen leiden oder einen besonders schlimmen Anfall durchgemacht haben, sollten Sie unbedingt Ihre Darmflora gezielt regenerieren. Befragen Sie hierzu Ihren Hausarzt.

Erkältung, Schnupfen

Was ist das?

Statistisch gesehen ist die Erkältung die häufigste Gesundheitsstörung. Schätzungsweise leiden ständig circa zwölf Prozent der Bevölkerung daran!

Da sie vorwiegend in der kühleren Jahreszeit auftritt, wurde früher (teils auch heute noch) angenommen, daß Erkältungen durch Kälteeinwirkung entstehen. Deshalb sind oft selbst die angestrengtesten Versuche, dagegen anzukämpfen, nur selten von Erfolg gekrönt. Die Erkältungen bleiben hartnäckig, um dann nach einem völlig eigenen Zeitplan plötzlich wieder zu verschwinden – oder auch nicht.

Mit dem Ausdruck »Erkältung« faßt man eine Gruppe von akut auftretenden Infektionen der oberen Luftwege zusammen: Schnupfen, Rachen-, Kehlkopf- und Luftröhrenkatarrhe, die durchwegs ansteckend sind, dazu Fieber, Husten, Kopfschmerzen, Augenbrennen, Gliederschmerzen, Heiserkeit und Abgeschlagenheit.

Wenn man eine Erkältung hat, tut man am besten so wenig wie möglich. Schmerztabletten, Nasentropfen oder Antihistaminika unterdrücken zwar die Symptome, aber sie heilen nicht. Bettruhe ist die beste Medizin: Ruhen Sie sich aus, und trinken Sie viel.

Vorbeugung wird Ihnen am meisten helfen. Stärken Sie Ihre Abwehrkräfte durch eine ausgewogene Ernährung mit vielen Vitaminen und natürlich Schwarzkümmel, der das Immunsystem stimuliert.

Schwarzkümmel im Einsatz

Wenn Sie die ersten Zeichen einer Erkältung spüren, sollten Sie diesen Tee trinken.

Der »Erste-Zeichen«-Tee
- 1 EL gut zerstoßene Schwarzkümmelsamen
- 1 EL getrocknete Holunderblüten
- 1 EL getrocknete Pfefferminzblätter
- $1/4$ l kochendes Wasser

Die Samen, Blüten und Blätter mit dem Wasser überbrühen und zehn Minuten ziehen lassen. Den Tee so heiß wie möglich schluckweise trinken. Danach ein heißes Bad nehmen; anschließend ins Bett legen, warm zudecken und schwitzen. Schwitzen ist eine uralte Methode, den Körper zu entgiften und durch das künstlich erzeugte Fieber die Abwehr zu unterstützen.

Gesundheitsstörungen

Erkältungsöl
- 5 Tropfen Schwarzkümmelöl
- 2 Tropfen ätherisches Rosmarinöl
- 2 Tropfen ätherisches Eukalyptusöl
- 1 Tropfen ätherisches Zitronenöl
- 1 EL neutrales Öl (Mandel-, Sesamöl o. ä.)

Die Zutaten gut zusammenmischen. Das Öl auf Nebenhöhlen, Stirn, Nacken und Brust auftragen. Gut einatmen und sich entspannen.

Weiterer Tip

Während einer Erkältung ist es ratsam, weniger und leichter zu essen als gewohnt. Rohkost, Obst und Gemüsebrühe sind zu empfehlen. Zu vermeiden sind Zucker und Milchprodukte, da sie die Schleimbildung fördern.

Fußpilz

Was ist das?

Wir putzen unsere Wohnungen, bis sie blitzen, achten auf unser Aussehen, waschen uns gründlich und parfümieren uns. Dadurch glauben wir Schmutz, Bakterien und alle möglichen Ungeziefer von uns fernzuhalten. Darin lauert paradoxerweise die Gefahr: Wir schrubben unseren natürlichen Hautschutzmantel ab. Die Konsequenz: eine empfindliche Haut, die nicht mehr in der Lage ist, schädliche Umwelteinwirkungen abzuwehren, öffnet sich für viele Arten von Ausschlägen und Pilzerkrankungen.

Ein Pilz besteht aus mikroskopisch kleinen Pflanzenzellen, die auf der Haut wachsen und unter bestimmten Voraussetzungen eine Krankheit erzeugen. Bei Fußpilzen handelt es sich meistens um Fadenpilze, die in feuchter Umgebung besonders gut gedeihen. Normalerweise ist unser Hautschutzmantel in der Lage, sich gegen solche Feinde zu wehren. Aber z. B. Seifenreste zwischen den Zehen können die schützende Hautschicht verletzen und dem Pilzbefall Vorschub leisten. Dazu kommt, daß Füße Pilzen das ideale Klima bieten. Synthetische Strümpfe und enges Schuhwerk tun das übrige.

Obwohl Schwarzkümmel und andere Heilpflanzen zur Heilung dieser juckenden, schuppenden Hautkrankheit beitragen können, sind sie kein Ersatz für gute Fußpflege. Dazu gehört, daß man nach dem Bad die Füße noch einmal sorgfältig mit klarem Wasser abspült; achten Sie auf die Zwischenräume zwischen den Zehen! Dann gut abtrocknen und mit dem unten beschriebenen Fußpilzpulver behandeln. Es wirkt pilztötend und hält die Füße trocken.

Sollten sich die lästigen Pilze schon breitgemacht haben, verwenden Sie zunächst das Öl, bis der Pilz zurückgegangen ist, und nehmen Sie dann erst das Pulver.

Schwarzkümmel im Einsatz

Fußpilzpulver
- 20 Tropfen Schwarzkümmelöl
- ca. 250 g Kiesel- oder Tonerde (in Reformhäusern und Naturkostläden erhältlich)

Geben Sie die Erde in eine Schüssel und verteilen Sie das Öl gleichmäßig darüber. Mischen Sie alles gründlich mit einer Gabel durch. Danach schütten Sie die Mixtur in ein Glas, schrauben es fest zu und schütteln das Pulver noch einmal kräftig.

Gesundheitsstörungen

Fußöl
- 5 Tropfen Schwarzkümmelöl
- 1 Tropfen ätherisches Zitronenöl
- 1 Tropfen ätherisches Lavendelöl
- 1 TL neutrales Öl (Mandel-, Sesam-, Jojobaöl etc.)

Die Öle gut zusammenmischen. Nach dem täglichen Duschen die Füße damit gründlich einmassieren.

Weiterer Tip

Wenn sich Ihre Fußnägel verfärben oder verformen, ist das ein Alarmsignal, daß das Nagelbett möglicherweise schon befallen ist. In diesem Fall sollten Sie unbedingt einen Arzt aufsuchen.

Gallenbeschwerden

Was ist das?

Die Gallenblase ist ein birnenförmiger Sack, der im rechten Oberbauch an der Unterseite der Leber liegt. Ihre Aufgabe besteht darin, die von der Leber erzeugte und ausgeschiedene Gallenflüssigkeit zu sammeln, zu speichern und einzudicken, um sie dann abzugeben, wenn sie für den Verdauungsprozeß benötigt wird. Die Galle spielt bei der Verdauung von Fetten und fettartigen Substanzen eine wesentliche Rolle.

Gallenbeschwerden sind oft schwer zu erkennen, weil sie viele Anfangssymptome aufweisen, die anderen Verdauungsproblemen ähnlich sind, wie Blähungen, Bauchschmerzen, Übelkeit, Sodbrennen, allgemeines Unwohlsein.

Woran können Sie erkennen, daß es die Galle ist? Beobachten Sie, wann Ihre Beschwerden auftreten. Ein deutlicher Hinweis auf die Galle ist Fettunverträglichkeit. Alle fetten Speisen, fett Gebackenes und Gebratenes, Pommes frites, Bratensoßen, Schweineschmalzspeisen, aber auch Rüben, Kohlgemüse und Radieschen lösen oft Verdauungsprobleme oder gar Schmerzen aus.

Die schmerzhafteste Gallenblasenerkrankung ist die Bildung von Gallensteinen. Sie begünstigen Entzündungen der Gallenblase und blockieren den Abfluß der Galle durch die Gallengänge zum Darm. Die Galle wird gestaut. Die berühmten Koliken sind Spasmen – vergebliche Versuche der Gallengänge, die Flüssigkeit auszutreiben. Aber es muß nicht zwangsläufig zu Koliken kommen. Nur eine Minderheit der Steinträger hat Beschwerden. Es ist daher wichtig, das Problem frühzeitig zu erkennen bzw. vorbeugende Maßnahmen zu ergreifen.

Bitterstoffe, wie z. B. in Mariendisteln und Artischocken enthalten, begünstigen die Produktion und Ausschüttung von Gallensaft. Auch Schwarzkümmel hat einen guten Anteil an Bitterstoffen.

Schwarzkümmel im Einsatz

Leber-Galle-Tonikum
- 2 EL Schwarzkümmelsamen
- 2 EL kleingeschnittene Löwenzahnwurzel
- 2 EL gehacktes Süßholz
- 1 l Wasser

Die drei Heilpflanzen 45 Minuten im Wasser leicht köcheln, seihen und in einem geschlossenen Gefäß im Kühlschrank aufbewahren. Davon täglich zwei Eßlöffel einnehmen. Wem der Geschmack zu streng ist, der kann den Süßholz-Anteil etwas erhöhen. Aber nicht mit anderen Mitteln süßen!

Gesundheitsstörungen

Weiterer Tip

Ananas ist dank ihres hohen Anteils an Bromealin, einem wertvollen Verdauungsferment, eine ausgezeichnete Frucht für Leber und Galle. Sie können sie jeden Tag essen, am besten frisch, es reicht auch, wenn Sie den Saft trinken oder, wenn es gar nicht anders geht, die Ananas aus der Dose essen (ungesüßt allerdings!).

Hämorrhoiden

Was ist das?

Hämorrhoiden sind knotige Erweiterungen des arteriellen Schwellkörpers, der zum Abdichten des Anus beiträgt. Sie verursachen Schmerzen beim Stuhlgang, Juckreiz, Nässen und ein drückendes Gefühl im After. Oft kommt es auch zu kleineren Blutungen nach dem Stuhlgang. Manchmal treten die kleinen Knoten deutlich hervor. Die Neigung zum Ausbilden von Hämorrhoiden zeugt von Bindegewebsschwäche und ist erblich. Faserarme Nahrung, Bewegungsmangel und Verstopfung verschlimmern sie. Aber man kann die schmerzliche Situation unter Kontrolle bringen. Verdauungsfördernde Kost, viel Bewegung und regelmäßige Darmentleerung helfen dabei.

Schwarzkümmel im Einsatz

Hämorrhoidenöl
- 5 Tropfen Schwarzkümmelöl
- 2 Tropfen Geranienöl
- 1 Tropfen Pfefferminzöl
- 1 Vitamin E Kapsel oder 1 EL Weizenkeimöl
- 1 EL neutrales Öl oder Gleitgel

Die ätherischen Öle und das Vitamin E bzw. Weizenkeimöl langsam und gut in das Trägeröl einrühren. Mehrmals täglich vorsichtig auftragen und jede weitere Reizung, z. B. durch rauhes Toilettenpapier, vermeiden.

Weiterer Tip

Sehr wichtig bei Hämorrhoiden ist, daß der Stuhl weich bleibt. Eine ausgewogene und ballaststoffreiche Diät ist das beste Mittel dafür. Andere Nahrungsmittel, die hier helfen, sind beispielsweise Feigen, Buchweizen, Tomaten, gekochte Heidelbeeren und Rohkost. Wichtig ist auch, daß Sie immer gut und lange kauen!

Halsschmerzen und Angina

Was ist das?

Halsschmerzen zählen wie Kopfschmerzen und Magenschmerzen zu der immer größer werdenden Zahl der »Alltags-Wehwehchen«. Meistens klingen sie rasch wieder ab. Für viele werden sie aber leider zu einem chronischen Zustand ohne erklärbare Ursache.

Neben Rauchen, Alkoholmißbrauch und psychischer Überbelastung kann die chronische Rachenentzündung von der steigenden Zahl unspezifischer Allergien herrühren, von zunehmender Umweltbelastung durch Schadstoffe und Ozon. Angina (zu deutsch: Enge) ist ein Begriff, der die verschiedenen Formen von Halsentzündungen zusammenfaßt. Sie können zum Teil eigenständige Infektionskrankheiten sein oder im Rahmen einer Allgemeinerkrankung, wie Grippe, auftreten. Mögliche Auslöser sind Viren, Bakterien und Immunstörungen. Schluckbeschwerden, Rachenschmerz, Schwellung und

Gesundheitsstörungen

Rötung der Mandeln gehören auch zum Krankheitsbild. Von Fieber begleitete eitrige Angina erfordert unbedingt ärztliche Betreuung!

Schwarzkümmel im Einsatz

Hals-Honig
- 200 g Honig
- 8 Tropfen Schwarzkümmelöl
- 2 Tropfen ätherisches Zitronenöl oder 3 EL frisch gepreßter Zitronensaft
- 1 Tropfen ätherisches Thymianöl

Alle Zutaten sorgfältig zusammenmischen, bis eine cremige Masse entsteht. Einen halben Teelöffel davon drei- bis viermal am Tag im Mund zergehen lassen.

Gurgelwasser
- 2 EL zerstoßene Schwarzkümmelsamen
- 2 EL getrocknete Salbeiblätter
- $^1/_2$ l Wasser

Die Samen und Salbeiblätter mit kochendem Wasser übergießen und 15 bis 20 Minuten ziehen lassen. Seihen und abkühlen. Einige Male am Tag damit gurgeln.

Hustensirup, der auch bei Halsschmerzen und Heiserkeit hilft, finden Sie unter »Husten«.

Weiterer Tip

Halsschmerzen können auch durch Verspannungen im Halsbereich verursacht werden. Wenn keine Entzündung oder erkennbare äußere Reize vorliegen, sollten Sie einmal versuchen, den Hals und Nacken sanft mit einem Massageöl zu massieren.

Herpes labialis (Lippenherpes)

Was ist das?

Eine der häufigsten und weitverbreitetsten Hauterkrankungen unserer Zeit sind die lästigen Bläschen im Lippen- und Gesichtsbereich, verursacht durch den Herpes simplex. Die Infektion mit dem Virus erfolgt meistens symptomlos in der frühen Kindheit. Er versteckt sich lange Zeit in verschiedenen Körpergeweben und wird dann bei einer Immunschwäche plötzlich aktiv.

Lippenherpes kündigt sich durch unangenehmes Brennen, Kribbeln oder Jucken auf Lippen oder Nase an. Ein paar Tage später folgen die kleinen, ärgerlichen Bläschen, die nicht nur häßlich sind, sondern auch äußerst schmerzhaft werden können.

Schwarzkümmel im Einsatz

Schwarzkümmelöl ist sehr wohltuend, lindert die Schmerzen und beschleunigt das Ausheilen. Sie können es pur auf die Bläschen auftragen. Wenn Sie ein Öl über längere Zeit benutzen möchten, ist die folgende Mischung besser dafür geeignet.

Bläschenöl
- 8 Tropfen ätherisches Geranienöl
- 8 Tropfen Schwarzkümmelöl
- 2 Tropfen ätherisches Lavendelöl
- 2 Tropfen ätherisches Zitronenöl
- 2 EL Mandel- oder Sesamöl

Die fünf Öle gut verschütteln und mit einem Wattestäbchen die Bläschen damit leicht bestreichen. Falls diese Mischung für Sie noch zu scharf sein sollte, können Sie die Menge von

Mandel- oder Sesamöl erhöhen. Und nicht vergessen: immer auf die Verträglichkeit der Mischungen achten! Sollten sich die Symptome verschlimmern, müssen Sie sie sofort absetzen.

Hinweis

Da wiederkehrende Herpesbläschen eng mit einem geschwächten Immunsystem zusammenhängen, ist es ratsam, sich über dieses Gedanken zu machen. Vielleicht ist es an der Zeit, Ihre Ernährung umzustellen, vielleicht leben Sie in einer Streßsituation, die Sie dauerhaft schwächt.

Gibt es etwas, das Sie nicht »über Ihre Lippen« bringen? Sie sollten einmal beobachten, wie Sie mit Ängsten und Ärger umgehen. Verdrängen oder unterdrücken Sie diese unangenehmen Gefühle? Herpes-Bläschen bringen sie wieder an die Oberfläche. Sie können dies umgehen, wenn Sie gleich freiwillig damit herausrücken.

Husten

Was ist das?

Wenn wir husten, denken wir selten daran, daß wir einen wichtigen lebenserhaltenden Prozeß durchmachen. Wir wollen nur, daß die Attacke so schnell wie möglich wieder aufhört. Dabei hat Husten eine schützende Funktion und ist einer unserer stärksten Abwehrmechanismen. Mit unglaublicher Kraft schleudert er Fremdkörper aus Lunge und Luftröhre heraus. Wenn sich beispielsweise bei einer Erkältung Krankheitserreger in den Lungen ansammeln, versucht der Körper, sie zusammen mit einem Auswurf (Schleim) auszuscheiden.

Trotz dieser positiven Funktion sollte ein dauerhafter, womöglich chronischer Husten unbedingt untersucht werden. So kann etwa ein unproduktiver, d. h. schleimloser, trockener Husten, der auch als Reizhusten bezeichnet wird, von Umweltverschmutzung, aber auch von einer Kehlkopfentzündung ausgelöst sein. Der berühmte Raucherhusten, eine fast sichere Nebenerscheinung bei starkem Rauchen, muß nicht nur ausschließlich von der Reizwirkung des Tabakrauchs verursacht sein, sondern könnte möglicherweise den Anfang einer schweren Lungenerkrankung darstellen. Hartnäckiger Husten in Verbindung mit Fieber, Lungenschmerzen und Abgeschlagenheit kann auf eine akute Bronchitis oder gar Lungenentzündung hindeuten.

Schwarzkümmel im Einsatz

Hustensirup
- 2 EL leicht zerdrückte Schwarzkümmelsamen
- 1 EL zerkleinerte Beinwellwurzel (Apotheke)
- 1 EL gequetschte Fenchelsamen
- 1 EL zerkleinerte Alantwurzel
- 1 l Wasser
- 50 ml Honig

Alle Zutaten bis auf den Honig in einem Topf köcheln lassen, bis die Flüssigkeit auf die Hälfte reduziert ist. Abkühlen und seihen. Den Honig in die noch warme Flüssigkeit einrühren. Ganz abkühlen lassen. Einen halben bis einen ganzen Teelöffel Sirup bei Bedarf langsam im Mund zergehen lassen. Der Sirup eignet sich auch bei Halsweh und Heiserkeit.

Weiterer Tip

Es gibt eine ganze Reihe von günstigen und ungünstigen Lebensmitteln, die Husten erleichtern bzw. verschlimmern können. Gemüsebrühe, Honig und Beerensäfte wirken schmerz-

Gesundheitsstörungen

lindernd und beruhigend. Jegliche Form von Milchprodukten und Süßigkeiten regen die Schleimproduktion an und reizen.

Insektenstiche

Was ist das?

Zu einem heißen Sommertag gehören zwangsläufig Fliegen und Mücken. So sehr wir den Sommer lieben, diesen Quälgeistern würde wohl jeder gerne aus dem Weg gehen, um nicht gestochen zu werden. Obwohl die meisten Insektenstiche ungefährlich sind, verursachen sie Juckreiz, Schwellungen, Rötungen und Schmerzen. Sofern man auf das Insektengift nicht allergisch ist, klingt die Entzündung meistens rasch wieder ab.

Schwarzkümmel im Einsatz

Insektenabwehrlotion
- 5 Tropfen Schwarzkümmelöl
- 5 Tropfen ätherisches Zitronenmelissenöl
- 3 Tropfen ätherisches Lavendelöl
- 1 Tropfen ätherisches Thymian- oder Pfefferminzöl
- 3 EL Hamameliswasser oder 2 EL Alkohol
- 200 ml Wasser

Die Öle gut vermischen und in Hamameliswasser oder Alkohol verschütteln. Mit Wasser aufgießen und wieder verschütteln. Die Lotion können Sie als Splash oder als Spray verwenden.

Schwarzkümmelöl pur
Wenn Sie schon gestochen wurden, können Sie Schwarzkümmelöl pur aus der Flasche auftragen. Es wirkt entzündungshemmend und lindert den Juckreiz. Zur Erinnerung: die individuelle Hautverträglichkeit prüfen!

Weitere Tips

Tröpfeln Sie Lavendel- und Schwarzkümmelöl vor dem Schlafengehen auf Watte oder ein Taschentuch und legen es neben Ihr Kopfkissen. Das hält Mücken und Fliegen fern, außerdem sorgt es für tiefen Schlaf und süße Träume.

Mücken haben erfahrungsgemäß eine Vorliebe für Fußgelenke. Wenn Sie gerne ohne Socken herumlaufen oder nachts Ihre Füsse unter der Decke herausstrecken, können Sie eine in Schwarzkümmel- und Lavendelöl getränkte Schnur um Ihre Gelenke binden.

Juckreiz

Was ist das?

Jeder von uns hat es schon mal erlebt: Plötzlich juckt es uns an irgendeiner Körperstelle, obwohl die Haut keinerlei Veränderung oder Ausschlag zeigt. Der unspezifische Juckreiz (Pruritus genannt) ist nicht nur lästig, sondern kann zu ernsten Hautproblemen führen, wenn wir anfangen, daran herumzukratzen. Offene Geschwüre, sogar Infektionen sind gegebenenfalls die Folge.

Jucken kann verschiedene Ursachen haben: ein überreiztes vegetatives Nervensystem, ein angeschlagenes Gefäßsystem der Haut, tieferliegende Hauterkrankungen, eine Erkrankung der inneren Organe, psychische Faktoren oder ganz einfach nur trockene Haut.

Wenn Sie den Juckreiz nicht mit einfachen Mitteln, wie z. B. einer Salbe beseitigen können, sollten Sie mit Ihrem Arzt darüber sprechen. Chronischer Juckreiz kann auch auf eine ernsthafte Erkrankung hinweisen.

Gesundheitsstörungen

Schwarzkümmel im Einsatz

Wohltuende Salbe
- $1/4$ l Oliven- oder Sesamöl
- 3 EL Schwarzkümmelsamen, leicht zerdrückt
- 3 EL geschnittene Beinwellwurzel (aus der Apotheke)
- 1 EL Wacholderbeeren, leicht zerdrückt
- $1/2$ TL Ingwer (entweder getrocknet oder frisch gerieben)
- 15 g Bienenwachs
- 2 Kapseln Vitamin E
- 2 Tropfen ätherisches Pfefferminz- oder Zitronenöl

Das Öl und sämtliche Heilkräuter in einem Topf circa eine Stunde leicht köcheln. Das Öl in ein verschließbares Gefäß seihen und in das noch heiße Öl das Bienenwachs einschmelzen. Dann die Vitamin-E-Kapseln mit einer Nadel anstechen und in die noch weiche, aber schon etwas abgekühlte Masse einrühren, ebenso das Pfefferminz- bzw. Zitronenöl. Alles gut mischen.

Die Salbe sollte zwei- bis dreimal täglich dünn auf die Haut aufgetragen werden.

Weiterer Tip

Die Worte »Jucken« und »Kratzen« kommen in unserer Alltagssprache oft vor: »Das juckt mich« oder »Das kratzt mich nicht« sind Synonyme für Ereignisse, die uns berühren, bewegen oder ärgern. Fragen Sie sich, ob es etwas in Ihrem Leben gibt, das »juckt«, das beseitigt werden muß oder das von innen nach außen (d. h. an die Oberfläche) drängen möchte.

Kater (»Hangover«)

Was ist das?

Normalerweise landen wir in diesem Zustand, wenn unser Organismus (besonders die Leber) zu schwer arbeiten mußte. Zuviel Alkohol, womöglich noch mit reichhaltigem Essen oder auch zu wenig Essen, bewirkt einen Kater am Tag danach mit Kopfschmerzen, Übelkeit, Schwindel und allgemeinem Unwohlsein. »Nie wieder!« schwören wir uns.

Der Kater ist zwar keine Krankheit, stellt aber für den Gesamtorganismus eine massive Störung dar. Erhöhter Alkoholkonsum führt hauptsächlich zum Flüssigkeitsentzug (Dehydration), der für die Misere des Katers hauptverantwortlich ist. Daneben muß der Körper gegen die mehr oder weniger große Alkoholvergiftung ankämpfen, denn die chemische Zusammensetzung der verschiedenen Alkoholsorten, inklusive die Zutaten, die die Gärung vorantreiben, sind wahre Übeltäter. Wie toxisch sie tatsächlich sind, ist noch nicht geklärt.

Heilkräuter vermögen in diesem Zustand zwar keine Wunder zu bewirken, aber sie lindern die Symptome. Schwarzkümmel stabilisiert den Organismus, vor allem in Zusammenarbeit mit anderen Essenzen.

Schwarzkümmel im Einsatz

Kater-Badeöl oder -Körperlotion
- 10 Tropfen Schwarzkümmelöl
- 5 Tropfen ätherisches Lavendelöl
- 3 Tropfen ätherisches Grapefruitöl
- 2 Tropfen ätherisches Fichtennadel- oder Tannenöl

Mischen Sie die vier Öle zusammen und geben Sie fünf Tropfen davon in ein heißes Bad. Entspannen Sie sich, und atmen

Gesundheitsstörungen

Sie dabei tief ein. Geben Sie nach dem Bad zwei Tropfen dieser Mischung in einen Teelöffel Mandel-, Sesam- oder Olivenöl und massieren Sie Schläfen, Nacken und Ihren Unterleib damit ein.

Kater-Honigmischung
- 1 EL Honig
- 5 Tropfen Schwarzkümmelöl

Schwarzkümmelöl in den Honig einrühren, einen halben Teelöffel davon viermal am Tag im Mund zergehen lassen.

Weiterer Tip

Am besten wäre es, Sie ließen es erst gar nicht so weit kommen. Wenn Sie Alkohol trinken, dann bleiben Sie bei einer Alkoholart (Bier, Wein, Sekt), trinken Sie keine Mixgetränke, und gönnen Sie sich zwischendurch immer mal wieder ein Glas Mineralwasser.

Kopfschmerzen und Migräne

Was ist das?

Kopfschmerzen sind in der westlichen Welt zu einer Volkskrankheit geworden und werden inzwischen schon als alltäglicher Zustand akzeptiert. Vorübergehend kann man sie mit Schmerztabletten verjagen. Wenn sie aber immer wieder auftreten, sollte man sich damit beschäftigen, denn diese lästige Gesundheitsstörung kann das Leben unangenehm beeinträchtigen. Und je länger sie unbehandelt bleibt, desto chronischer wird sie.

Kopfschmerzen können unterschiedlich heftig auftreten, vom leichten Druck im Kopf bis hin zu Migräneanfällen, die

Sehstörungen, Erbrechen, Schwindel, Lichtempfindlichkeit und sogar Sprachstörungen einschließen können.

Die Auslöser sind ebenso verschiedenartig: Streß, Überanstrengung der Augen, übermäßiges Essen und Trinken, Erkältungen, Lärm oder zuviel Sonne. Auch die neuerdings immer stärkere Ozonbelastung kann Kopfschmerzen verursachen. Weitere Störfaktoren sind: zu hoher oder zu niedriger Blutdruck, Probleme mit der Halswirbelsäule, Gefäßerkrankungen und Tumore, um nur einige zu nennen.

Die möglichen psychisch bedingten Ursachen von Kopfschmerzen und Migräne, die lange vernachlässigt wurden, sind inzwischen zu einem wichtigen Thema geworden. Immer mehr Ärzte lenken ihre Aufmerksamkeit auf die Verbindung zwischen Psyche und Körper und die bedeutende Rolle, die sie bei Krankheitsprozessen spielt.

Schwarzkümmel im Einsatz

So breit gefächert wie die Ursachen der Kopfschmerzen sind auch die Anwendungsmöglichkeiten des Schwarzkümmels.

Kopfschmerzpaste
- 2 EL gut zerstoßene oder gemahlene Schwarzkümmelsamen
- 2 gemahlene Pfefferkörner
- 1 EL gemahlener Anis
- $^1/_2$ TL Ingwerpulver
- 1 EL Honig

Die Trockenzutaten miteinander mischen, dann den Honig beigeben und einrühren, bis eine cremige Paste entsteht. Einen viertel bis einen halben Teelöffel davon im Mund gut einspeicheln und langsam zergehen lassen. Diese scharfe Paste regt den Kreislauf an, durchblutet die feinen Kapillaren und ist daher bei Migräne sehr hilfreich.

Gesundheitsstörungen

Kopfschmerztee
- 1 EL zerstoßene Schwarzkümmelsamen
- ½ EL getrocknete Basilikumblätter
- 1 TL Rosmarinblätter
- ¼ l Wasser

Die Zutaten in ¼ Liter heißem Wasser zehn bis 15 Minuten ziehen lassen. Wenn Sie möchten, mit etwas Honig süßen. Langsam trinken.

Kopfschmerz-Massageöl
- 8 Tropfen Schwarzkümmelöl
- 3 Tropfen ätherisches Lavendelöl
- 1 Tropfen ätherisches Pfefferminzöl
- 1 TL neutrales Öl (Jojoba-, Sesam-, Mandelöl etc.)

Die ersten drei Zutaten gut vermischen, dann in das neutrale Öl einrühren. Massieren Sie dieses Massageöl sanft mit den Fingerspitzen in Ihre Schläfen ein, um den Haaransatz herum bis hinter den Nacken. Dabei gut inhalieren und entspannen.

Schwarzkümmelöl in der Duftlampe
Siehe Seite 150.

Weiterer Tip

Wie bei allen Krankheiten ist es auch bei Kopfschmerzen sehr wichtig, nach der eigentlichen Ursache zu forschen. Wenn Sie ahnen, daß sie auf psychischen Problemen basieren, sollten Sie sich folgende Fragen stellen: Gibt es eine (oder mehrere) Situation(en), worüber ich nicht nachdenken möchte? Laufe ich ständig »mit dem Kopf gegen die Wand«? Übe ich zuviel Selbstkritik? Bin ich in bestimmten Situationen zu stur und »dickköpfig«?

Muskelkater

Was ist das?

Sie räumen einen Schrank aus, tragen ein paar Stapel Bücher hin und her, steigen eine Leiter mehrmals auf und ab, treiben ein bißchen mehr Sport als normal ...und am nächsten Tag können Sie sich vor Muskelschmerzen kaum mehr bewegen. Wer hat das noch nicht erlebt?

Muskelkater ist die Folge einer Überbeanspruchung von Muskeln. Die Schmerzen reichen von leichten Wehwehchen bis hin zum heftigen Wundschmerz.

Die organischen Abläufe beim Muskelkater sind noch nicht restlos geklärt. Anhäufungen von Milchsäure in der Muskulatur haben damit zu tun, je nach Anstrengung können aber auch kleine Faserrisse aufgetreten sein. Die Schmerzen verschwinden in der Regel nach einigen Tagen von selbst, aber mit einer Behandlung durch Schwarzkümmel lassen sie sich leichter aushalten.

Schwarzkümmel im Einsatz

Muskelmassageöl
- $1/8$ l neutrales Öl (Mandel-, Sesam- oder Jojobaöl)
- 1 TL Schwarzkümmelöl
- entweder 3 Tropfen ätherisches Ingweröl oder 10 g frisch geriebene Ingwerwurzel
- 3 Tropfen Nelkenöl oder 5 Gewürznelken

Alle Zutaten miteinander mischen und in ein gut verschließbares Fläschchen füllen. Wenn Sie frischen Ingwer und ganze Gewürznelken benutzen, lassen Sie das Öl ein paar Tage ziehen und seihen es anschließend ab. Tragen Sie es auf die schmerzenden Muskeln auf, und massieren Sie es kräftig ein, bis der Muskel warm wird. Wenn die Schmerzen sehr stark sind, kann man das Öl vorher leicht anwärmen, denn das verstärkt die Wirkung. Dazu das Fläschchen einfach einige Minuten ins heiße Wasser stellen.

Klingen die Schmerzen innerhalb von drei Tagen nicht ab oder werden sie sogar schlimmer, sollten Sie unbedingt einen Arzt aufsuchen, um festzustellen, ob Sie sich ernsthaft verletzt haben.

Weiterer Tip

Diese Ölmischung ist auch für Prellungen und Verstauchungen geeignet. Aber natürlich ist es ratsam, wie bei allen Verletzungen, unverminderten Schmerzen, Verfärbungen oder Schwellungen, einen Arzt aufzusuchen.

Nervosität

Was ist das?

Mit Nervosität werden inzwischen viele Gemütszustände beschrieben. »Meine Nerven liegen blank!«, »Das nervt!«, »Das geht mir auf die Nerven!« ... Gemeint ist damit ein bedrückendes Gefühl aus Angst, Kummer, Überlastung, Ärger oder Verwirrung.

In Zeiten psychischer Aufregung können wir uns schlechter entspannen, gerade wenn Probleme gelöst werden wollen. Wir fühlen uns unter Druck, wir grübeln, kommen nicht zur Ruhe. Die Empfindung von Nervosität ist die Anspannung des Gesamtorganismus.

Schlechtes Arbeitsklima, Beziehungsprobleme und ein immer komplizierteres soziales Umfeld, aber auch die Reizflut (Radio, Fernsehen, Werbung, Zeitschriften etc.) können diesen

Zustand auslösen bzw. verstärken. Der eine reagiert mit Herzrasen darauf, der andere mit Verdauungsstörungen. Schlafstörungen sind eine der häufigsten Begleiterscheinungen eines übererregten Systems.

Was Sie dagegen tun können? Zuerst einmal die Ursache lokalisieren und soweit wie möglich entfernen. Daneben sind verschiedene Entspannungstechniken hilfreich: Massagen, Yoga, Sport, aber auch Gesprächstherapie oder ganzheitliche Therapieformen wie Homöopathie.

Auch der Schwarzkümmel verfügt, wie viele ätherische Öle, über eine ausgleichende Wirkung und kann daher gut eingesetzt werden, um das »nervöse Gefühl« zu beruhigen.

Der folgende Trunk ist die Variation eines mittelalterlichen Rezepts. Zu jener Zeit wurden Rosenblätter in der Volksmedizin hoch geschätzt.

Schwarzkümmel im Einsatz

Nerventrunk
- 1 EL Schwarzkümmelsamen, leicht zerdrückt
- 1 EL getrocknete Rosenblätter
- $^1/_4$ l Wasser
- Honig

Schwarzkümmelsamen und Rosenblätter mit heißem Wasser übergießen und zehn Minuten ziehen lassen. Seihen und mit wenig Honig süßen. Sie können diesen Tee zwei- bis dreimal am Tag trinken oder auch abends, bevor Sie ins Bett gehen. Wichtig ist, daß Sie den Trunk immer frisch aufbrühen.

Schwarzkümmel in der **Duftlampe** ist ideal zum Entspannen. (Siehe dazu Seite 150.)

Gesundheitsstörungen

Weiterer Tip

Trinken Sie viel Kaffee, Schwarztee oder Cola? Koffeinhaltige Getränke (Lebensmittel) fördern innere Unruhe, Schlafstörungen, depressive Stimmungen und, was oft außer acht gelassen wird, sie intensivieren das Schmerzempfinden.

Neurodermitis

Was ist das?

Der Krankheitsverlauf ist ganz unterschiedlich. Bei neurodermitischen Hautveränderungen handelt es sich meistens um chronische, stark juckende, oberflächliche Entzündungen der Haut, begleitet von schwerem Juckreiz, Schuppung, Rötung, Nässen und Krustenbildung. Was es zu einer sehr »persönlichen« Krankheit macht, ist der Verlauf und die Ausprägung (sind nur kleine begrenzte Hautstellen davon betroffen oder der ganze Körper).

Die Ursachen dieser lästigen Krankheit, die übrigens immer mehr Menschen (und vor allem Kinder!) befällt, sind vielfältig und konnten bisher nicht eindeutig geklärt werden. Sie reichen von multiplen Allergien aller Art, von (Nahrungsmittel-)Unverträglichkeiten über Temperaturveränderungen oder Klimaschwankungen bis hin zu genetischen, psychischen und sozialen Faktoren.

Schwarzkümmel im Einsatz

Gegen den Juckreiz hilft die **wohltuende Salbe** (siehe bei Juckreiz).

Kräuterumschlag
(für besonders gereizte Stellen)
- 100 ml Hamameliswasser
- 1 EL zerstoßene Schwarzkümmelsamen
- 1 EL Beinwellwurzel (zerkleinert oder gemahlen)
- 1 EL Spitzwegerichblätter

Die Zutaten vermischen und 15 Minuten ziehen lassen. Die Heilkräutermischung sollte naß und morsch sein. Legen Sie eine kleine Menge des Umschlags direkt auf die gereizte Hautpartie, lassen Sie sie eine halbe Stunde einwirken, und waschen Sie sie danach vorsichtig ab. Wenn die Hautpartie sehr entzündet ist, können Sie kleine, in der Flüssigkeit getränkte Bandagen anlegen und die Haut damit bedecken.

Weiterer Tip

Neurodermitis bedarf fast immer einer ärztlichen Behandlung, insbesondere wenn der ganze Körper in Mitleidenschaft gezogen ist. Sehr zu empfehlen sind immunstärkende Maßnahmen, z. B. eine Ernährungsumstellung oder die Einnahme von Schwarzkümmelölkapseln (siehe *Abwehrkräftemangel*). Entspannungsübungen oder auch der Beginn einer Psychotherapie können ebenfalls helfen.

Ohrenschmerzen

Was ist das?

Das Mittelohr ist ein lufthaltiger Hohlraum, der gegen den äußeren Gehörgang durch das Trommelfell abgeschlossen ist. Durch einen engen Gang, die Ohrtrompete, besteht eine direkte Verbindung zum Rachen. Schmerzen im Ohr können sehr unterschiedliche Ursachen haben: eine einfache Erkältung, zu starkes Naseputzen oder kalter Luftzug, aber auch Mandelentzündung, Zahnwurzelentzündungen oder eine Entzündung des Mittelohres lösen oftmals Ohrenschmerzen aus. Die Selbstbehandlung, wie unten beschrieben, sollte innerhalb von 24 Stunden eine Linderung bringen. Falls nicht, ist es ratsam, einen Arzt oder Heilpraktiker aufzusuchen. Auch wenn die Schmerzen sehr stark sind oder von Fieber und Schüttelfrost begleitet werden, handelt es sich um einen Fall für den Arzt. Das Ohr ist ein sensibles, komplexes Organ, das entsprechend sorgsam behandelt werden muß.

Schwarzkümmel im Einsatz

Ohrenöl
- 1 EL kaltgepreßtes, reines Olivenöl
- 5 Tropfen Schwarzkümmelöl
- 1 Tropfen ätherisches Lavendelöl
- Watte

Alle drei Öle gut miteinander verschütteln, die Watte eintauchen, dann das überschüssige Öl auspressen. Die ölgetränkte Watte sorgfältig und nicht zu tief in den Gehörgang legen. Ein paar Tropfen dieser Ölmischung sanft hinter dem Ohr verreiben. Die Watte sollte zweimal am Tag erneuert werden.

Weiterer Tip

Eine Störung der Sinnesorgane legte die Frage nahe, was Sie im Moment nicht wahrnehmen wollen oder können. Speziell im Fall der Ohren: Was wollen Sie im Moment nicht hören? Gibt es Umstände in Ihrem Leben, die zur Zeit zu chaotisch oder durcheinander sind?

Rheuma und andere Gelenkleiden

Was ist das?

Rheuma ist ein altmodischer Begriff, der sich in unserer Sprache eingenistet hat, um, meist fälschlich, unterschiedlichste Schmerzen im Bereich des Bewegungsapparates zu beschreiben. Aber nicht alles, was schmerzt, hat mit Rheumatismus zu tun.

Unter rheumatischen Erkrankungen werden mehr als 100 verschiedene Beschwerden oder organische Veränderungen von Gelenken und Bindegeweben zusammengefaßt: entzündliches Rheuma, rheumatisches Fieber, Weichteilrheumatismus (Arthrose) etc.

Das »echte« Rheuma bildet eine Vielzahl von Symptomen aus: Gelenk-, Glieder-, Muskel- und Rückenschmerzen, Steifheit und geschwollene Gelenke.

Die degenerativen Gelenk- und Knochenveränderungen gehen normalerweise nicht mit permanenten Entzündungen einher, sondern neigen immer wieder zu entzündlichen Schüben. Deswegen werden sie zwar den rheumatischen Krankheiten zugeordnet, gehören dieser Gruppe aber nicht unmittelbar an.

Es ist kaum zu erwarten, daß Schwarzkümmel oder andere Heilkräuter so tiefgreifende und hartnäckige Leiden völlig ausheilen. Gerade wenn, wie beim entzündlichen Gelenkrheuma, vor allem autoaggressive Faktoren eine Rolle spielen, bei denen das Immunsystem den eigenen Körper aus bisher noch ungeklärten Gründen angreift.

Und doch hat das King's College in London 1995 festgestellt, daß das Öl eine positive Auswirkung auf den Verlauf von rheumatischen Krankheiten und die damit zusammenhängenden

Gesundheitsstörungen

entzündlichen Prozesse hat. Selbst wenn es »nur« die Schmerzen lindert oder den degenerativen Prozeß verlangsamt, ist damit schon mehr erreicht als dies herkömmliche Mittel bisher vermögen.

Schwarzkümmel im Einsatz

Zwiebeltrunk
- 2 EL Schwarzkümmelsamen, leicht zerstoßen
- 2 mittelgroße Zwiebeln, gehackt
- 1 l Wasser

Die Samen und die gehackten Zwiebeln zusammen im Wasser 15 Minuten lang leicht kochen, dann abseihen. Morgens und abends ein Glas davon trinken. Zwiebeln haben eine unglaubliche Menge heilender Eigenschaften. Seit Jahrtausenden werden sie dazu benutzt, das Blut zu reinigen. Sie wirken außerdem krampflösend, schmerzlindernd und wärmend. Der Trunk kann mit etwas Honig abgerundet werden, was seine wärmenden Eigenschaften verstärkt.

Gelenkbad
- 10 Tropfen Schwarzkümmelöl
- 2 Tropfen ätherisches Thymianöl
- 2 Tropfen ätherisches Lavendelöl
- 1 Tropfen ätherisches Rosmarinöl
- 1 EL Sahne

Die Öle mit der Sahne vermischen und ins einlaufende, nicht zu heiße Badewasser geben. 15 Minuten darin baden, dabei entspannen und inhalieren. Danach können Sie sich noch mit Muskelmassageöl (siehe Muskelkater) einreiben.

Weiterer Tip

Wenn Sie an einer autoimmunologischen rheumatischen Krankheit leiden, attackiert und zerstört sich Ihr Körper selbst. Welche zerstörerischen Gedanken quälen Sie? Welche zerstörerischen Situationen dulden Sie schon viel zu lange in Ihrem Leben?

Durch Rheumatismus wird der Körper immer steifer. Vielleicht ist es sinnvoll, darüber nachzudenken, inwieweit Sie sich in bestimmten Verhaltensweisen oder Gedankenmustern versteift haben.

Nebenhöhlenentzündung

Was ist das?

Je nach Ausprägung empfinden Sie heftigen schmerzhaften Druck über den Augenbrauen und neben der Nase, dazu starke Kopfschmerzen, die sich beim Neigen des Kopfes verschlimmern. Die Nase ist verstopft, Schleim oder gar Eiter sondern sich daraus ab oder laufen den Rachen hinunter. Häufigste Ursache dafür ist der bakterielle Infekt, wie er bei Grippe oder Erkältung auftritt.

Daneben kann er auch als Begleiterscheinung von Allergien auftreten oder als Folge von Zahnproblemen (entzündeter Weißheitszahn), durch Wasser, das beim Schwimmen oder Tauchen in die Ohren gelangt ist, oder durch Verletzungen oder Brüche der Schädelknochen. Naßkaltes Wetter und die steigende Umweltverschmutzung begünstigen Nebenhöhleninfektionen.

Wie bei allen Gesundheitsstörungen ist das oberste Gebot, die Ursache zu finden und sie entsprechend zu behandeln.

Gesundheitsstörungen

Wenn Sie wissen, daß Ihre Nebenhöhlenentzündung von einer Erkältung verursacht wurde, sollten Sie selbstverständlich das **Erkältungsöl** einsetzen.

Rühren Ihre Beschwerden von Streß oder seelischen Konflikten her, oder treten sie im Zusammenhang mit Verdauungsproblemen auf, sollten Sie diese Probleme zuerst lösen.

Menschen, die im Bereich der Nebenhöhlen anfällig sind bzw. unter Föhn und Wetterschwankungen leiden, werden folgendes Rezept hilfreich finden. Es dient der Schmerzlinderung und unterstützt den Heilungsprozeß.

Schwarzkümmel im Einsatz

Dampfinhalation bei Nebenhöhlenproblemen
- 5 Tropfen Schwarzkümmelöl
- 2 Tropfen ätherisches Fichtennadel- oder Tannenöl
- 2 Tropfen ätherisches Pfefferminzöl
- 1 l dampfend heißes Wasser

Die drei Öle gut vermischen, fünf Tropfen davon in eine große Schüssel geben und mit dem heißen Wasser übergießen. Decken Sie Ihren Kopf mit einem Handtuch ab, und inhalieren Sie *mit geschlossenen Augen* (Pfefferminzöl brennt!) zehn bis 15 Minuten lang. Wiederholen Sie den Vorgang mehrmals.

Inhalation bei Nebenhöhlenproblemen
- 3 Tropfen Schwarzkümmelöl
- 1 Tropfen ätherisches Eukalyptusöl
- 1 Tropfen ätherisches Zitronenöl

Verschütteln Sie die drei Öle. Geben Sie einen Tropfen dieser Mischung auf ein Taschentuch, und atmen Sie den Geruch langsam und tief ein. Diese Mischung ist sehr praktisch, weil man sie überallhin mitnehmen kann.

Sollten Ihre Nebenhöhlen völlig zu sein, forcieren Sie die Atmung nicht. Halten Sie das Tuch unter Ihre Nase und atmen Sie leicht durch den Mund ein. Die ätherischen Öle werden allmählich eindringen und Ihre Nebenhöhlen öffnen.

Weiterer Tip

Wenn Sie öfters an Nebenhöhlenproblemen leiden, ist es vielleicht sehr hilfreich, an mögliche psychische Ursachen zu denken. Vielleicht haben Sie sich an den Zustand schon dermaßen gewöhnt, daß Sie nicht mehr merken, wie er Ihren Geschmackssinn und Ihr Riechvermögen beeinträchtigt und dadurch Ihr Leben begrenzt. Gibt es einen Punkt oder einen Zustand in Ihrem Leben, von dem Sie die Nase voll haben? Was blockiert Sie? Wovor müssen Sie sich verschließen? Wen oder was können Sie nicht mehr riechen?

Schlafstörungen

Was ist das?

Es sollte niemanden beunruhigen, wenn er mal eine schlaflose Nacht zubringt. Viele Menschen sind jedoch von andauernden Schlafstörungen befallen. Dabei wechseln sich die Symptome ab: Einmal können sie nicht einschlafen, dann schlafen sie wie eine Katze und wachen oft in der Nacht auf. Im schlimmsten Fall leiden sie an absoluter Schlaflosigkeit. Die Konsequenzen: die Betroffenen fühlen sich träge, ausgelaugt, können sich nicht konzentrieren, büßen ihr Reaktionsvermögen ein.

Die Ursachen sind vielfältig und sehr individuell. Alkohol, übermäßiger Genuß von Zucker, schweres Essen, Lärm (es gibt Menschen, die schon auf kleinste Geräusche sehr empfindlich reagieren), unzureichende Dunkelheit im Schlafzimmer,

Streß, seelische Probleme, Wohn- und Umweltgifte, Elektrosmog, Kaffee und Tee oder die Nebenwirkungen von verschiedenen Medikamenten.

Schwarzkümmel im Einsatz

Schwarzkümmelbadeöl
- 10 Tropfen Schwarzkümmelöl
- 2 Tropfen ätherisches Lavendelöl
- 3 Tropfen ätherisches Orangenöl
- 1 EL Sahne

Die Öle mit der Sahne vermischen. In das einlaufende Badewasser geben. Ein schönes Bad vor dem Zubettgehen ist beruhigend und ausgleichend.

Weiterer Tip

Körperliche Aktivität fördert das Schlafbedürfnis, der Mangel an Bewegung ist eine häufig übersehene Ursache von Schlafstörungen. Mehrmals wöchentlich schwimmen, joggen, radfahren oder spazierengehen reicht aus, um einen Ausgleich zu schaffen. Aber Vorsicht: Treiben Sie keinen Sport am späten Abend, wenn Sie unter Einschlafschwierigkeiten leiden, denn Sport stimuliert!

Sodbrennen

Was ist das?

Sind Sie Feinschmecker? Sie schätzen eine gute Mahlzeit, Sie wissen, welcher Wein zu welchem Gericht paßt, Sie kennen die besten Restaurants in der Stadt. Vermutlich genießen Sie viel zu oft viel zuviel, und Ihr gesamter Verdauungstrakt ist überlastet.

Das erste Alarmsignal ist Sodbrennen. Es zeugt von einer Übersäuerung des Magens und ist an und für sich keine Erkrankung, sondern eine Begleiterscheinung.

Um Nahrung in seine Bestandteile aufzulösen und zu verdauen, setzt der Magen Salzsäure ein. Bei übermäßiger Drüsenreizung wird mehr Magensaft freigesetzt als notwendig ist. Das Ergebnis: ein brennender Schmerz, der vom Oberbauch in die Brust aufsteigt, ein säuerlicher Geschmack im Schlund, hervorgerufen durch den Mageninhalt, der vom Magen in die Speiseröhre zurückfließt. Die schöne Sahnetorte, zu fettes Fleisch, Mayonnaisegerichte, zuviel Kaffee, Rot- und Weißweine sind nur einige der Komponenten, die die Beschwerden auslösen können. Aber auch starkes Rauchen, hastiges Essen, Streß, Ärger und Angst begünstigen die Übersäuerung.

Dieser Zustand ist in unserer Gesellschaft so normal geworden, daß man inzwischen eine ganze Palette von Medikamenten kaufen kann, die die Symptome unterdrücken und uns helfen, die Illusion einer guten Verdauung aufrechtzuerhalten. Wird das Übel nicht an den Wurzeln angepackt, entstehen jedoch früher oder später größere Probleme.

Verbesserte Eßgewohnheiten, mehr Zeit zu verdauen, vollwertige Ernährung und Schwarzkümmel werden auf Dauer die Übersäuerung abbauen, Ihre Magenschleimhaut regenerieren und gleichzeitig viele andere Probleme in Ihrem Leben lösen.

Schwarzkümmel im Einsatz

Übersäuerungstee

- 1 EL Schwarzkümmelsamen
- $^1/_2$ EL getrocknete Pfefferminzblätter
- $^1/_2$ EL getrocknete Kamillenblüten
- $^1/_4$ l heißes Wasser

Alle Heilkräuter mit dem heißen Wasser übergießen und zehn bis 15 Minuten ziehen lassen. Abseihen und warm, vor allem ungesüßt, langsam trinken.

Weiterer Tip

Wasser verstärkt das Sodbrennen, weil es die Magensäfte verdünnt und damit die Drüsen zu weiterer Produktion anregt. Wenn Sie keine Milchallergie haben, versuchen Sie es einmal mit einem Glas davon. Sie ist leicht basisch und gleicht die Übersäuerung aus.

Andernfalls können Sie es auch mit Großmutters altbewährtem Rezept versuchen: Reiben Sie einen Apfel und erwärmen Sie den Brei leicht. Geben Sie eine Prise Zimtpulver dazu. Das schmeckt nicht nur gut, sondern zeitigt zudem eine schnelle Wirkung.

Sonnenbrand, leichte Verbrennungen

Was ist das?

Es gibt einige Dinge, die Sie unbedingt über die Sonne wissen sollten. Um Vitamin D aufzubauen bzw. Kalzium aus der Nahrung zu resorbieren, brauchen wir Sonnenlicht auf unserer Haut. Viele Hauterkrankungen wie Akne, Ekzem und Psoriasis brauchen die Sonne zum Heilen, und sie ist eine Wohltat bei Gelenkschmerzen und vielen anderen Wehwehchen. Neuerdings wird der Mangel an Sonnenlicht auch mit schweren Depressionen in Verbindung gebracht.

Allerdings sollte man nicht vergessen, daß die erhöhten Umweltbelastungen den Ozongürtel um die Erde ernsthaft beschädigt haben und die Ozonschicht vermehrt das hautschädigende ultraviolette Licht durchläßt. Die Zahl der jährlichen

Hautkrebserkrankungen nimmt zu. Bei Sonnenhöchststand sollte man daher auf das Sonnenbad verzichten, während der anderen Zeiten auf jeden Fall Sonnencreme mit hohem Lichtschutzfaktor einsetzen.

Trotz aller Vorsichtsmaßnahmen verbrennt unsere Haut immer mal wieder in der Sonne. Die Haut ist dann stark gerötet, entzündet sich womöglich, spannt und trocknet aus.

Schwarzkümmel im Einsatz

Wie bei allen Verbrennungen sollten Sie schnell reagieren. Die Hitze muß aus der Haut abgeleitet werden: Füllen Sie das Waschbecken mit kühlem Wasser. (Auf keinen Fall mit kaltem! Sie könnten einen Kreislaufkollaps erleiden.) Kühlen Sie die verbrannten Hautstellen vorsichtig ab. Danach legen Sie einen dünnen Film Schwarzkümmelöl pur auf die entzündeten Stellen, aber reiben oder massieren Sie ihn nicht ein!

Sie können das Schwarzkümmelöl auch mit ein paar Tropfen Lavendelöl vermischen. Das duftet, beruhigt die Nerven und entspannt die Haut.

Das gleiche gilt übrigens auch für leichtere Verbrennungen, z. B. von einem Bügeleisen oder durch Wasserdampf.

After-Sun-Öl

Wenn Sie Ihrer Haut nach dem normalen Sonnenbad einfach was Gutes tun wollen:

- 10 Tropfen Schwarzkümmelöl
- 5 Tropfen ätherisches Lavendelöl
- 2 Tropfen ätherisches Geranienöl
- 1 Tropfen ätherisches Orangenöl
- 1 EL Sesamöl
- 50 ml Jojobaöl

Alle Zutaten vermischen und nach dem Sonnenbaden auftragen. Das Öl eignet sich auch nach dem Wandern oder Skifahren etc.

Weiterer Tip

Muttermale, die sich vergrößern, verfärben oder plötzlich schmerzen, sollten unbedingt von einem Arzt untersucht werden. Hautkrebs hat gute Heilungschancen, wird er früh genug behandelt.

Verstopfung

Was ist das?

Verstopfung, auch Obstipation genannt, heißt nicht nur die totale Stuhlverstopfung, sondern kennzeichnet auch unregelmäßige, seltene Stuhlgänge sowie Schwierigkeiten bei der Stuhlentleerung. Das bringt Kopfschmerzen mit sich, Völlegefühl, Mißlaunigkeit oder Mattigkeit und allgemeines Unwohlsein.

Bewegungsmangel, eine sitzende Tätigkeit, falsche Ernährungsgewohnheiten, unregelmäßige Arbeits- und Ruhezeiten und natürlich seelische Störungen sind normalerweise die Ursachen, die zu dieser Situation führen können. Organische Störungen, wie Darmtumore oder Darmlähmung, kommen selten vor.

Ein halbstündiger Spaziergang pro Tag wirkt Wunder. Eine große Rolle spielt selbstverständlich die Ernährung. Ballaststoffreiche Kost mit frischem Gemüse und Obst unterstützt die Darmfunktion.

Abführmittel sind grundsätzlich nicht zu empfehlen. Zum einen gewöhnt sich der Darm daran und arbeitet dann freiwillig gar nicht mehr. Zum zweiten haben sie meistens unerwünschte Nebenwirkungen, und die Verdauung wird nur noch mehr durcheinandergebracht. Es ist sinnvoller, die Eß- und Lebensgewohnheiten zu ändern.

Wenn Sie den Schwarzkümmel über einige Wochen in Ihre tägliche Ernährung integriert haben, werden Sie bemerken, daß Ihre Verdauung ganz allgemein davon profitiert. Wenn Sie dann doch mal Hilfe brauchen sollten, greifen Sie zu den natürlichen Abführmitteln wie Trockenobst oder Kompott aus Trockenobst. Außerdem hilft die Darmmassage mit folgender milder Ölmischung.

Schwarzkümmel im Einsatz

Darm-Rhythmusöl
- 5 Tropfen Schwarzkümmelöl
- 5 Tropfen ätherisches Patchouliöl
- 1 EL Rizinusöl

Die Öle gut vermischen. Die Ölmischung auf dem Bauch verteilen und den ganzen Darmbereich damit im Uhzeigersinn massieren. Nehmen Sie sich Zeit, ziehen Sie schöne, regelmäßige Kreise, atmen Sie entspannt. Diese Ölmischung führt nicht nur zum Stuhlgang, sondern hilft, den Darmrhythmus wiederherzustellen.

Weiterer Tip

Schwarzkümmelsamen sind ballaststoffreich. Im Rezeptteil dieses Buches finden Sie einige Gerichte, bei denen mit viel Saat gekocht wird.

Machen Sie sich Schwarzkümmel-Gomashio (Rezept siehe Seite 127), und benutzen Sie es als Gewürz für Ihre Speisen.

Gesundheitsstörungen

Warzen

Was ist das?

Warzen sind kleine rundliche, harte Gebilde, die oft ein blumenkohlartiges Aussehen annehmen. Die gewöhnlichen Warzen (Veruccae Vulgaris) können überall auf der Haut auftreten. Sie werden durch Viren ausgelöst und können durch direkten Hautkontakt übertragen werden. Meistens sind sie schmerz- und harmlos, da sie sich aber über den ganzen Körper verbreiten können, doch eine kleine Plage. Häufig verschwinden Warzen nach einigen Monaten von selbst wieder. Setzen Sie Schwarzkümmel ein, um das Verschwinden zu beschleunigen.

Schwarzkümmel im Einsatz

Warzenöl
- 10 Tropfen Schwarzkümmelöl
- 2 Tropfen ätherisches Zitronenöl
- 2 Tropfen ätherisches Lavendelöl
- 2 Tropfen ätherisches Salbeiöl

Die vier Öle gut verschütteln und zweimal täglich pur auf die Warzen auftragen. Für Kleinkinder und Menschen mit empfindlicher Haut können die Öle mit Mandel- oder Jojobaöl verdünnt werden.

Weiterer Tip

Vor dem Auftragen der Ölmischung können Sie die Warzen in Ringelblumen (Calendula) -Tinktur oder -Tee aufweichen. Dann nehmen sie das Öl besser auf.

Zahnfleischentzündung

Was ist das?

Bei vielen Menschen löst das Thema »Zähne« Panik aus, weil sie automatisch an den nächsten Zahnarztbesuch denken. Und nichts ist unangenehmer als den Mund sperrangelweit aufzureißen und jemanden darin herumbohren zu lassen. Kein Wunder, daß wir uns während der Prozedur dann Vorwürfe machen: »Hätte ich meine Zähne nur besser gepflegt ...« Denn leider stimmt es tatsächlich, daß die meisten Zahnfleischprobleme auf unzureichende oder gar schlechte Mundpflege zurückzuführen sind.

Das Zahnfleisch ist bei Entzündungen je nach Stadium gerötet, geschwollen oder blutet sogar. Am Zahnrand kann sich gelber Eiter zeigen. Bei langjährigem Fortbestehen der Entzündung kommt es zum Zahnfleischschwund, so daß die Zahnhälse freiliegen.

Auch wenn man den Zahnarzt nicht umgehen kann, kann man Zähne und Zahnfleisch besser pflegen und sich so Schmerzen ersparen.

Also: Putzen Sie Ihre Zähne mindestens zweimal am Tag. Die Zahnzwischenräume sollten Sie mit Zahnseide reinigen. Wenn Sie zusätzlich ein zahnfleischstärkendes Mundwasser benutzen, haben Sie die besten Voraussetzungen, Zahnfleisch und Zähne gesund zu erhalten.

Schwarzkümmel im Einsatz

Mundwasser
- 10 Tropfen Schwarzkümmelöl
- 10 Tropfen Myrrhetinktur
- 3 Tropfen ätherisches Salbeiöl

- 2 Tropfen ätherisches Pfefferminzöl
- 50 ml 70prozentigen Alkohol oder Obstessig
- 50 ml Wasser

Alle Zutaten in eine geeignete Flasche geben und gut verschütteln. Lassen Sie es einen Tag lang stehen, bevor Sie es benutzen. Rühren Sie mehrmals täglich einen Teelöffel dieses Mundwassers in ein halbes Glas Wasser ein und spülen sich damit den Mund aus. Es hilft gegen Entzündungen und hält außerdem den Atem frisch.

Zahnschmerzen

Was ist das?

Wie sich Zahnschmerzen anfühlen, muß wohl nicht erklärt werden. Die Ursachen dafür liegen oft in falscher oder zu wenig sorgfältiger Pflege und in schlechter Ernährung. Zu ersterem können Sie unter Zahnfleischentzündung weiterlesen, zu letzterem in dem Kapitel »Kochen mit Schwarzkümmel«.

Schwarzkümmel kann schlechte Zähne nicht heilen, aber er kann Zahnschmerzen lindern, wenigstens vorübergehend. Er verbessert die Durchblutung und sorgt für eine hygienischere Mundflora.

Schwarzkümmel im Einsatz

Soforthilfe bei Zahnschmerz: Einen Tropfen Schwarzkümmelöl und einen Tropfen Nelkenöl auf ein Wattestäbchen geben. Den Zahn selbst und das umliegende Zahnfleisch damit leicht bestreichen.

Außerdem können Sie mit dem **Mundwasser** (siehe Zahnfleischentzündung) spülen, allerdings sollte das Wasser dabei mundwarm sein.

Beruhigendes Öl bei Zahnschmerzen
- 1 Tropfen Schwarzkümmelöl
- 1 Tropfen ätherisches Nelkenöl
- 1 Tropfen ätherisches Lavendelöl
- 1 Tropfen ätherisches Pfefferminzöl
- 1 EL neutrales Öl (Mandelöl etc.)

Die Öle gut vermischen und von außen in die schmerzende Wange oder den Kiefer leicht, aber gründlich einmassieren.

Weiterer Tip

Manchmal ist ein warmer Umschlag genau das richtige: Waschlappen in heißem Wasser tränken, drei Tropfen Schwarzkümmelöl pur darauf geben und auf die schmerzende Stelle legen. Tauschen Sie den Waschlappen aus, sobald er abgekühlt ist.

Kochen mit Schwarzkümmel für Leib und Seele

Wer sehnt sich nicht nach guter Küche: frische, köstliche Zutaten, herrliche Düfte, schmackhafte Soßen und Gewürze, leckerer Nachtisch. Trotzdem winken viele ab, wenn sie ans Selberkochen denken. Das ist mühevoll, man muß Rezepte finden, Zutaten zusammensuchen, hacken, schnipseln, blanchieren, sautieren und am Ende auch noch alles wieder saubermachen. Da vergeht so manchem die Lust!

Wenn es ein Gebiet gibt, das für zwiespältige Gefühle sorgt, dann ist es die Ernährung. Daß so eine schöne, genußvolle Sache an der Bequemlichkeit scheitern kann, ist fast ein Paradoxon. Doch wer hat nach einem schweren Arbeitstag noch Lust zu kochen? Schließlich braucht man Freizeit, und soziale Verpflichtungen hat man auch.

Fast food contra Vollwertkost

Die Nachteile solcher Ernährung sind bekannt. Das schnelle Essen spart zwar viel Zeit und Mühe, ist aber aus gesundheitlicher Sicht bedenklich. Die besten Snacks und Fast-food-Köstlichkeiten sind zu fett, zu arm an den lebenswichtigen Vitaminen, Mineralstoffen und Ballaststoffen, dafür reich an Konservierungsmitteln, Salz, Farbstoffen und Geschmacksverstärkern. Kurz gesagt: diese Art von Essen ist nicht besonders nahrhaft, sondern füllt bloß ab. Der Körper wird dadurch nicht gestärkt, sondern muß auch noch hart arbeiten, um alles überhaupt zu verdauen. Fettleibigkeit, Allergien, chronische Verstopfung und sogar psychische Störungen sind die Folgen der einseitigen Ernährung.

Es würde den Rahmen dieses Buches sprengen, auf diese Fragen, so wichtig sie sind, genauer einzugehen. Dennoch gibt es ein paar essentielle Grundsätze zur Vollwerternährung, die wir Ihnen im folgenden nahelegen möchten.

Getreide

Getreideprodukte wie Brot und Nudeln bilden die erste Säule der Vollwerternährung. Wenn Sie die ganzen Vorteile des Getreides genießen wollen, sollten Sie sich grundsätzlich für Vollkornprodukte entscheiden, denn Weißmehlprodukte haben den größten Teil ihrer wertvollen Inhaltsstoffe schon während der Verarbeitung eingebüßt.

Die verschiedenen Körner, wie Dinkel, Weizen, Hirse und Gerste, enthalten Mineralstoffe und Vitamine (besonders B-Vitamine), Ballaststoffe, Fettsäuren und Eiweiß. Ferner ist zu empfehlen, daß Sie eine möglichst breite Palette an Getreidesorten in Ihren Ernährungsplan integrieren, nicht nur, um Interesse und Kreativität zu stimulieren, sondern auch, weil Sie dann sicher sein können, mit allen lebensnotwendigen Grundstoffen versorgt zu werden.

Gemüse und Obst

Sie bilden die zweite Säule der Vollwerternärung. Sie sind wahre Schatztruhen voller Mineralstoffe und Vitamine: Magnesium, Eisen, Kalzium, Kalium, die Vitamine C, E, B_6 sowie Folsäure, Ballaststoffe, ätherische Öle und natürliche Farbstoffe.

Wer eine Vielfalt an Gemüsesorten zu sich nimmt, wird automatisch mit der Kraft der verschiedenen Pflanzenteile versorgt, d. h. Wurzel, Frucht, Blätter usw. Es ist ratsam, mindestens einmal am Tag eine Portion frisches (ungekochtes) Gemüse zu essen, um die frischen, aktiven Nährstoffe in sich aufzunehmen. Ansonsten sollte Gemüse unbedingt schonend gekocht werden, d.h. nur leicht dämpfen oder andünsten, damit sie nicht zu viele ihrer Vitalstoffe einbüßen.

Milch und Milchprodukte
Alle Milchprodukte sind hervorragende Quellen für Eiweiß, fettlösliche Vitamine und natürlich Kalzium. Auch hier gilt die Regel: Verwenden Sie immer nur Vollfettprodukte, da nur diese die vollen Mengen an Vitaminen und Mineralstoffen enthalten. Gesäuerte Milchprodukte, z. B. Joghurt oder Schwedenmilch, sind sehr zu empfehlen, weil sie die Darmflora regenerieren.

Fleisch und Wurstprodukte
Zwar sind sie eiweißreich, enthalten aber leider auch viele ungesunde Inhaltsstoffe. Von Rinderwahn, Östrogenen und Antibiotika einmal abgesehen, sind sie oft zu fett und enthalten hohe Mengen an Cholesterin und gesättigten Fettsäuren. Bei Wurst kommen außerdem Salz, Pökelsalz (Nitrate), Phosphate u. a. hinzu. Versuchen Sie, Ihren Fleischkonsum zu reduzieren: Zwei- bis dreimal die Woche ist völlig ausreichend. Und achten Sie immer auf die Qualität!

Fisch
Fisch ist eine wichtige, leicht verdauliche Nahrungsquelle, die uns mit Jod und Selen versorgt. Außerdem ist Fisch eiweißreich und enthält die lebenswichtigen Vitamine B_{12} und D. Die

fetten Fische sind die besten Lieferanten dieser Vitamine. Allerdings sollte man eine ausgewogene Balance zwischen fetten Fischen (Makrele, Sardine, Lachs) und den mageren, leichter verdaulichen Sorten (Seezunge, Heilbutt, Dorsch) finden.

Eier

Obwohl sie Bestandteil einer ausgewogenen Ernährung sein sollten, darf man nicht vergessen, daß sie viel Cholesterin und Fett enthalten. Sie sollten deswegen mit Vorsicht genossen werden. Das tägliche Frühstücksei muß nicht sein; zwei bis drei Eier pro Woche sind völlig ausreichend, da wir in Back- und Teigwaren sowieso viele Eier zu uns nehmen.

Nüsse und Samen

Sie werten viele Gerichte, vor allem Gemüsegerichte, auf. Nüsse und Samen sind reich an ungesättigten Fettsäuren, Mineral- und Ballaststoffen sowie sekundären Pflanzenstoffen. Dazu schmecken sie wunderbar und verleihen Gemüsegerichten eine würzige, herzhafte Note.

Fette und Öle

Was dabei zu beachten ist, wurde in dem Kapitel »Schwarzkümmel unter der Lupe« bereits beschrieben. Trotzdem ist hier nochmals zu erwähnen, wie lebenswichtig sie sind. Fetthaltige Nahrungsmittel liefern Fettsäuren und fettlösliche Vitamine, die für uns unerläßlich sind. Da wir aber die Fettzufuhr insgesamt reduzieren sollten, ist es wichtig, nur hochwertige Fette zu verwenden – am besten kaltgepreßte pflanzliche Öle, die noch alle Vitamine und Mineralien enthalten. Verwenden Sie verschiedene Sorten, sie haben alle ihre Vorzüge. Olivenöl ist besonders leicht verdaulich. Untersuchungen belegen, daß bei Bewohnern der Mittelmeerländer, die ausschließlich Olivenöl verwenden, sehr viel weniger Herzkrankheiten auftreten. Sesamöl ist reich an Mangan, Nickel und Eisen. Sein hoher Lecithingehalt wirkt sich positiv auf das Denkvermögen aus. Sojaöl ist reich an Linolensäure und anderen mehrfach ungesättigten Fettsäuren. Außerdem enthält es sehr viel Vitamin E. Sonnenblumenöl besteht zu fast 70 Prozent aus mehrfach ungesättigten Fettsäuren.

Mit Butter sollten Sie aufgrund des hohen Cholesteringehalts dagegen sparsam umgehen. Wenn Sie jedoch Ihren Fleisch- und Eierkonsum bereits reduziert haben, ist Butter immer noch besser als Margarine.

Gewürze und Kräuter

In der deutschen Küche wird sparsam gewürzt. Salz und Pfeffer gehören zur Grundausstattung, dann noch Kümmel, Pfeffer, Dill, Petersilie oder vielleicht italienische Gewürzmischungen. Dabei sind Gewürze und Kräuter ein wahres Glück für den kreativen Koch. Sie setzen den feinen Gerichten nicht nur das i-Tüpfelchen auf, sondern sind auch noch reich an Mineralstoffen und kostbaren ätherischen Ölen. Mit ihnen lassen sich selbst einfachste Gerichte in zauberhafte Menüs verwandeln.

Schwarzkümmel in der Pfanne und auf dem Tisch

Ob in den Kochtopf gestreut, als Zutat eines raffinierten Eintopfs oder im Streuer auf dem Tisch, damit sich jeder selber nachwürzen kann: Schwarzkümmel sollte Bestandteil Ihrer grundlegenden Gewürze werden, denn er rundet viele Gerichte schmackhaft ab.

Haben Sie Mut zum Experiment. Folgen Sie Ihrer Intuition. In den hier beschriebenen Rezepten werden Samen und Öl des Schwarzkümmels benutzt.

> **Verwenden Sie das Öl jedoch nie zum Braten oder Erhitzen!**

Wie bei allen Gewürzen in Kochrezepten, sind die angegebenen Mengen eine Empfehlung; Sie können sie nach Gusto erhöhen oder reduzieren.

Das Rösten der Samen

Schwarzkümmelsamen sind von einer festen Schale umgeben, die den Kern schützt. Durch leichtes Rösten wird die Schale weicher, was sie bekömmlicher macht und das kostbare Öl besser verdauen läßt. Außerdem werden die Samen dadurch noch aromatischer. In den folgenden Rezepten werden meist leicht geröstete Samen verwendet.

So gehen Sie vor: Geben Sie die Samen in die trockene Pfanne (ohne Fettzugabe!), und schalten Sie den Herd auf mittlere Hitze. Rühren Sie die Samen ununterbrochen mit einem Holzlöffel o. ä. um. Sobald die Samen wie geröstete Nüsse duften, sind sie fertig. Das Rösten soll nicht länger als drei bis fünf Minuten dauern. Geben Sie acht, daß die Samen nicht anbrennen, das passiert schnell und zerstört das feine Öl in ihnen.

Lassen Sie sie vor dem Weiterverarbeiten völlig abkühlen.

Das Mahlen der Samen

In einigen der Rezepte sollen die Samen gemahlen bzw. gut zerstoßen werden. Dafür eignet sich entweder eine kleine elektrische Kräuter- oder Kaffeemühle; ein Mörser macht zwar mehr Arbeit, funktioniert aber auch hervorragend.

DIE REZEPTE

Salate und Salatsoßen

Schwarzkümmel-Salatsoße
Eine gute, leichte Salatsoße für jeden Tag.

- 1 EL kaltgepreßtes Olivenöl
- 3 EL kaltgepreßtes Sonnenblumenöl
- 1 EL Zitronensaft
- 1 TL Hefepaste oder 1 TL Hefeflocken
- 1 TL Sojasoße
- $^{1}/_{4}$ TL Bockshornkleesamen, gemahlen
- $^{1}/_{2}$ TL ungeröstete Schwarzkümmelsamen, gemahlen oder gut zerdrückt

Alle Zutaten mit einem Schneebesen gut verrühren.

Variationen: Statt des Zitronensafts können Sie auch Balsamicoessig verwenden und eine halbe Knoblauchzehe dazugeben. Das verleiht dem Salat eine köstlich italienische Note!

Für einen noch intensiveren Schwarzkümmelgeschmack können Sie statt Samen einen viertel bis einen halben Teelöffel Schwarzkümmelöl verwenden.

Salata Sepharadi
Dieser sommerliche Salat aus der Türkei wird bei den sephardischen Juden gern gegessen. Je nach Saison und Verfügbarkeit können Sie die Zutaten selbstverständlich variieren. Wichtig ist nur, daß das Gemüse kleingeschnitten wird, weil es sonst schwer verdaulich ist.

- 1 kleine rote Zwiebel
- 1 Gurke, geschält
- 1 große gelbe oder rote Paprika
- 2–3 Tomaten, entkernt
- 1 Bund Radieschen
- $^1/_2$ Eis- oder Romanasalat
- $^1/_2$ Bund Schnittlauch, in Röllchen geschnitten
- $^1/_2$ Bund Petersilie, fein gehackt
- 1 EL Dill, fein gehackt
- $^1/_2$ EL geröstete Schwarzkümmelsamen
- 2 kleine Knoblauchzehen
- Salz und Pfeffer
- Saft von $^1/_2$ Zitrone
- 4–5 EL kaltgepreßtes Olivenöl

Zwiebel, Gurke, Paprika, Tomaten und Radieschen würfeln oder stifteln, den Salat in kleine Streifen schneiden und mit den Kräutern in einer großen Schüssel vermengen. Den Knoblauch auspressen und zusammen mit Zitronensaft, Olivenöl und etwa einem halben Teelöffel Salz verrühren. Die Marinade über die Salatzutaten geben und sofort servieren.

Tabbouli (Bulghur-Kräuter Salat)
Dieser Getreidesalat aus dem Nahen Osten bietet nicht nur das Beste vom Getreide, er ist auch herzhaft und sättigend. Bulghur ist geschroteter, vorgedünsteter und wieder getrockneter Weizen, der nur sehr kurz gekocht werden muß. Er ist in allen Naturkostläden und Reformhäusern erhältlich.

- 300 ml Wasser
- etwas Salz
- 250 g Bulghur

- 1 Bund Petersilie, fein gehackt
- 1 Bund Schnittlauch, fein geschnitten, oder 1 mittelgroße rote Zwiebel, fein gehackt
- Minzeblätter, fein gehackt
- 1 EL leicht geröstete Schwarzkümmelsamen
- 2 große Tomaten, abgezogen und entkernt, in kleinen Würfeln
- 1 bis 2 Knoblauchzehen, gepreßt oder feingehackt
- Saft einer Zitrone
- 4 EL kaltgepreßtes Olivenöl
- etwas Kräutersalz und Pfeffer

Das Wasser mit dem Salz zum Kochen bringen, Bulghur einstreuen und alles zusammen nochmals aufkochen. Dann auf der ausgeschalteten Herdplatte 30 Minuten ausquellen lassen. Der Bulghur sollte dann locker und körnig sein. Kräuter und Tomaten untermengen. Aus dem Öl, Zitronensaft und Knoblauch eine Soße anrühren und mit den anderen Zutaten gut vermischen. Bei Zimmertemperatur oder gekühlt mindestens eine Stunde durchziehen lassen. Mit Kräutersalz und Pfeffer abschmecken.

Fernöstlicher Krautsalat

- 500 g Weißkraut
- Saft von $1/2$ Zitrone
- Salz
- 1 Zwiebel, fein gehackt
- 3 EL kaltgepreßtes Sonnenblumenöl
- 1 TL Cumin (Mutterkümmel)
- 1 TL ungeröstete Schwarzkümmelsamen
- 1 Prise Chilipulver

Das Kraut vom harten Strunk befreien, fein schneiden. Salz und Zitronensaft untermengen.

Das Öl erhitzen, Zwiebel, Cumin, Schwarzkümmel und Chili unter stetem Rühren anbraten, bis die Zwiebel leicht goldgelb wird. Das heiße Öl mit den Gewürzen über das Kraut geben und gut vermischen. Mindestens eine Viertelstunde ziehen lassen.

Suppen

Schwarzkümmel-Gemüse-Bouillon

Diese einfache Gemüse-Bouillon ist eine hervorragende Basisbrühe. Sie kann entweder als Suppe genossen oder zu Gemüsen und Eintöpfen weiterverarbeitet werden.

Sie ist magenberuhigend und eignet sich zur Nachbehandlung von Darmstörungen, z. B. nach Durchfällen.

- 2 große Karotten
- 1 große Petersilienwurzel oder Pastinake
- $^1/_4$ Sellerieknolle
- 1 Zwiebel
- $^1/_2$ mittelgroßer Lauch
- 1 Tomate
- Einige Stücke Gemüse, je nach Saison (Blumenkohl, Zucchini etc.)
- 1 Knoblauchzehe
- 1 Lorbeerblatt, einige Stiele Petersilie und andere Kräuter, nach Verfügbarkeit
- 2 EL ungeröstete Schwarzkümmelsamen
- etwas Salz
- 2 l Wasser

Alle Zutaten waschen, putzen und in Stücke schneiden. Mit dem Wasser zum Kochen bringen und zugedeckt ein bis zwei Stunden bei schwacher Hitze köcheln lassen. Gemüse abseihen.

Orientalische Linsensuppe
Das Schwarzkümmelöl verleiht dieser Suppe ihren unbeschreiblichen Geschmack und hilft zudem, die Linsen besser zu verdauen.

- 250 g Linsen, verlesen und gewaschen
- 750 ml Wasser
- 2 EL Olivenöl
- 2–3 Karotten
- 1 große Kartoffel
- 1 Zwiebel
- 2 Tomaten, frisch oder aus der Dose
- 1–2 Knoblauchzehen
- 1 Lorbeerblatt
- $^1/_2$ TL gemahlene Curcurma
- 1 TL Cumin (Mutterkümmel), leicht zerdrückt
- 1 kleine Zimtstange
- $^1/_2$ TL Paprikapulver
- $^1/_2$ TL ungeröstete Schwarzkümmelsamen
- Salz
- $1^1/_2$ TL Schwarzkümmelöl

Das Gemüse putzen und in mundgerechte Stücke schneiden. Den Knoblauch schälen, aber ganz lassen. Alle Zutaten bis auf Salz und Schwarzkümmelöl in einen großen Topf geben. Zugedeckt kochen, bis die Linsen weich sind. Zum Schluß mit Salz und Schwarzkümmelöl abschmecken.

Hauptgerichte

Pasta Nigella

Weil man den Schwarzkümmel eher in der orientalischen Küche vermutet, können Sie Ihre Gäste einmal mit diesem innovativen italienischen Gericht überraschen.

- 3 EL kaltgepreßtes Olivenöl
- 1 kleine Zwiebel, fein gehackt
- 2 Knoblauchzehen, fein gehackt
- 100 g schwarze italienische oder griechische Oliven, entsteint und gehackt
- 2 sonnengetrocknete Tomaten im Öl, klein gehackt
- $1/2$ TL getrocknete Rosmarinnadeln
- $1/2$ TL getrocknete Majoranblätter
- $1/2$ TL ungeröstete Schwarzkümmelsamen
- 1 EL Petersilie, fein gehackt
- $1/4$ Tasse Rotwein
- Salz
- 250 g Nudeln (z. B. Spiralen)
- $1/4$ TL Schwarzkümmelöl

Das Olivenöl langsam erwärmen. Zwiebel, Knoblauch, die Tomaten, Oliven und Gewürze dazugeben. Alles ein paar Minuten braten, dann mit dem Wein aufgießen und köcheln lassen, bis der Wein auf gut die Hälfte reduziert ist.

Während die Soße zieht, kochen Sie die Nudeln wie gewohnt. Dann die Soße über die fertigen Nudeln geben und mit einem weiteren Eßlöffel Olivenöl und dem Schwarzkümmelöl verrühren. Wenn Sie möchten, können Sie Parmesankäse dazu reichen.

Variation: Wenn Ihnen das Rezept zu aufwendig ist, probieren Sie einmal folgendes: zwei bis drei frische Tomaten entkernen und würfeln, eine Knoblauchzehe klein hacken, einige Basilikumblätter in dünne Streifen schneiden. Zwei Eßlöffel Olivenöl in der Pfanne erhitzen, Tomaten, Knoblauch und Basilikum dazugeben und kurz (drei bis fünf Minuten) anwärmen. Die Mischung mit einigen Tropfen Schwarzkümmelöl verfeinern, Salz und Pfeffer dazu. Das schmeckt herrlich frisch!

Grünkernburger
Grünkern ist unreifer Dinkel, der durch Räucherung nachgetrocknet wird. Dieser Prozeß verleiht ihm den unvergleichlich herzhaften und leicht rauchigen Geschmack. Hier ist ein Basisrezept, das Sie natürlich mit anderen Gewürzen variieren können.

- 200 g Grünkernschrot
- 400 ml Gemüsebrühe
- 1 große Karotte
- 1 kleine Petersilienwurzel oder 1 Stückchen Sellerieknolle
- 1 Zwiebel
- $1^1/_2$ EL Vollkornmehl
- 1 Ei
- 2 EL Magerquark
- 1 EL leicht geröstete Schwarzkümmelsamen
- Kräutersalz
- 2–4 EL Kokosfett

Den Grünkernschrot mit der Gemüsebrühe in einem Topf zum Kochen bringen. Die Herdplatte abschalten und das Getreide im geschlossenen Topf eine Stunde quellen lassen. Die

Karotte und Petersilienwurzel fein raspeln, die Zwiebel fein hacken, das Getreide mit dem Gemüse, Mehl, Ei, Quark und Schwarzkümmelsamen gut durchmischen. Mit etwas Kräutersalz abschmecken.

Kokosfett in einer Pfanne erhitzen. Die Burger von der Masse abstechen und auf beiden Seite braten.

Dazu schmeckt eine feine Sahnesoße (siehe Soßen und Beilagen).

Schwarzkümmel Dal
Dal ist ein indisches Gericht aus orangeroten Linsen. Zusammen mit Reis und Chutney bietet er eine einfache, nahrhafte Mahlzeit.

In Indien wird er fast zu jeder Mahlzeit gegessen. Die orangeroten Linsen sind in fast allen Naturkostläden und Reformhäusern erhältlich.

- 125 g orangerote Linsen
- 550 ml Wasser oder Gemüsebouillon
- 1 EL kaltgepreßtes Sonnenblumenöl oder Butterschmalz
- 1 TL ungeröstete Schwarzkümmelsamen
- $^1/_2$ TL Cuminsamen
- $^1/_4$ TL Koriandersamen, leicht zerdrückt
- 1 Prise Chiliflocken oder -pulver
- 1 TL frischer Ingwer, gerieben
- Salz
- 1 Schuß Zitronensaft

Linsen verlesen und waschen, danach mit Wasser oder Brühe aufkochen, den Schaum abschöpfen und die Herdplatte auf niedrige Hitze herunterschalten. Zugedeckt etwa 15 bis 20 Minuten weichkochen. In der Zwischenzeit rösten Sie den

Schwarzkümmel, das Cumin und den Koriander in etwas Öl oder Schmalz, bis sie leicht nussig duften. Die gerösteten Gewürze zu den Linsen geben, mit Chili, Ingwer und Salz abschmecken. Weitere zehn Minuten köcheln lassen, dann vom Herd nehmen und mit Zitronensaft verfeinern.

Kartoffelgulasch
Eine deftige, fleischlose Variante des berühmten ungarischen Gerichtes.

- 500 g festkochende Kartoffeln
- 2–3 Zwiebeln
- 2–3 EL kaltgepreßtes Sonnenblumenöl
- $1^1/_2$ TL ungeröstete Schwarzkümmelsamen
- 1 EL Paprikapulver edelsüß
- 350 ml Gemüsebrühe
- 1 EL Tomatenmark
- $^1/_2$ rote Paprikaschote, in dünne Streifen geschnitten
- Kräutersalz und Pfeffer
- $^1/_2$–1 EL Crème fraîche
- 5 Tropfen Schwarzkümmelöl

Die Kartoffeln waschen und schälen, in mundgerechte Stücke schneiden und in einem Liter Wasser nur halb garkochen. Zur Seite stellen. Die Zwiebeln grob hacken und in dem Öl golden anbraten. Mit Schwarzkümmelsamen und Paprikapulver bestäuben und alles zwei Minuten dünsten. Nach und nach mit der Gemüsebrühe ablöschen und gut verrühren. Kartoffeln, Paprikastreifen und Tomatenmark dazugeben und circa 15 Minuten köcheln, bis es sämig wird. Mit Kräutersalz und Pfeffer abschmecken und zum Schluß mit der Crème fraîche und dem Schwarzkümmelöl verfeinern.

Brote

Schnelle Quarkbrötchen
Köstlich zum Frühstück oder auch als kleine Mahlzeit zwischendurch.

- 300 g feines Weizen- oder Dinkelvollkornmehl
- 1 TL Backpulver
- 150 g Magerquark
- 1 Ei
- 1 EL Sahne
- 2 EL Sonnenblumenöl
- 1 TL flüssiger Honig
- 1 Prise Salz
- 2 EL gehackte Haselnüsse
- 1 TL geröstete Schwarzkümmelsamen
- 1 TL ungeröstete Schwarzkümmelsamen zum Streuen (nach Belieben)

Den Quark mit dem Ei, Öl, Honig und Salz verrühren. Mehl und Backpulver beimischen. Falls notwendig, etwas mehr Sahne zugeben. Der Teig soll weder zu fest noch zu weich sein. Zum Schluß die Nüsse und Samen untermischen. Zehn Minuten zugedeckt ruhen lassen.

Den Backofen auf 180 °C vorheizen. Aus dem Teig zwölf Brötchen formen, auf ein Backblech legen und mit Milch bestreichen. 15 bis 20 Minuten backen, bis sie golden glänzen.

Pitabrot
Dieses alte israelische Rezept ist einfach und schnell zuzubereiten. Pitabrot schmeckt gefüllt mit Salat, Käse oder anderem, quasi als Tortillaersatz zu mexikanischem Essen.

- 2 Tassen fein gemahlenes Weizenvollkornmehl
- 2 Tassen Weizenmehl (Typ 1050)
- 2 EL kaltgepreßtes Sonnenblumen- oder Distelöl
- 1 TL Salz
- 2 TL geröstete und leicht zerdrückte Schwarzkümmelsamen
- 1–1½ Tassen Wasser

Mehl, Salz und Schwarzkümmel mit dem Öl in einer Schüssel verrühren. Das Wasser nach und nach zugeben, bis ein weicher Teig entsteht. Der Teig sollte nicht klebrig sein, aber auch nicht zu fest. Fünf bis zehn Minuten kneten, bis er geschmeidig ist, dann eine halbe Stunde ruhen lassen. In zehn Stücke teilen, aus jedem Stück einen Ball formen und diesen auf einer bemehlten Arbeitsfläche dünn und rund ausrollen. Die Fladen in der heißen, trockenen Pfanne unter mehrmaligem Wenden zwei bis drei Minuten pro Seite backen.

Soßen und Beilagen

Würzige Butter

Würzige Kräuterbutter findet vielerlei Verwendung, z. B. zu gedämpftem Gemüse, zu Kartoffeln, Pasta oder einfach aufs Brot. Köstlich!

- 125 g Butter, Zimmertemperatur
- 1 Handvoll gemischte, fein gehackte Kräuter: Petersilie, Schnittlauch, Kerbel, Estragon o. ä.
- ½ EL geröstete Schwarzkümmelsamen, gut zerdrückt
- 1 Schalotte, fein gehackt
- 1 Knoblauchzehe, fein gehackt
- 1 TL Zitronen- oder Orangensaft
- etwas Salz

Die Kräuter und die Schwarzkümmelsamen mit der Butter vermischen. Nach und nach die Schalotte, den Knoblauch und den Saft dazugeben. Mit etwas Salz verfeinern.

Schwarze Kräutersoße
Diese Soße paßt hervorragend zu Getreidegerichten. Mit Eiernudeln ergibt sie eine schnelle Mahlzeit.

- 1 kleine Zwiebel oder 2 Schalotten, fein gehackt
- 1 EL Butter
- 3 EL trockener Weißwein
- $1/4$ l Gemüsebrühe
- 200 ml Sahne
- $1^1/_2$ TL geröstete, gemahlene Schwarzkümmelsamen
- 1 EL feingehackte Petersilie
- 1 TL feingehackte Salbeiblätter
- etwas Zitronensaft
- Salz und Pfeffer

Die Butter in einem Topf erhitzen, die Zwiebel oder Schalotten anbraten, bis sie glasig sind. Den Wein und die Brühe dazugeben und auf etwa zwei Drittel einkochen (in circa zehn Minuten). Die Sahne unterrühren, köcheln lassen, bis sie eine leicht cremige Konsistenz bekommt. Die gemahlenen Schwarzkümmelsamen und die Kräuter untermischen, aber nicht mehr kochen. Mit dem Zitronensaft, Salz und Pfeffer verfeinern.

Apfelchutney
Chutney ist uns hauptsächlich aus der indischen Küche bekannt. Es ist nicht nur eine wunderschöne und geschmackvolle Beigabe zu Fisch, Fleisch und vielen Gemüsegerichten, sondern fördert auch die Verdauung.

- 2 Tassen Apfelessig
- 2 Tassen Zucker
- 750 g Granny Smith oder andere säuerliche Äpfel, geschält und in Stücke geschnitten
- 2 EL frisch gepreßter Zitronensaft
- 3 Knoblauchzehen, gepreßt
- 1 kleines Stück Ingwer (ca. 10–15 g), fein geschnitten
- $1^1/_2$ TL Salz
- $^1/_2$ TL getrocknete Chiliflocken
- $1^1/_2$ Tassen Sultaninen
- 2 EL ungeröstete Schwarzkümmelsamen

Die Apfelstücke mit Zitronensaft überträufeln. Essig und Zucker in einem großen Topf zum Kochen bringen, bis sich der Zucker vollkommen darin aufgelöst hat. Knoblauch, Ingwer, Salz und Chiliflocken vermischen, dann mit den Äpfeln, Rosinen, Schwarzkümmelsamen und der Knoblauch-Ingwer-Mischung zum Essig geben und circa eine Stunde köcheln lassen, bis die Mischung dickflüssig ist. Ab und zu umrühren. Kühlen. Das Chutney hält sich mehrere Wochen im Kühlschrank.

Schwarzes Gomashio

Gomashio, das man in Asien seit Jahrhunderten zum Würzen aller Speisen verwendet, wird traditionell aus Sesamsaat und Meersalz hergestellt. Dem Schwarzen Gomashio wird Schwarzkümmel zugesetzt. Es schmeckt lecker vor allem zu Getreide- und Gemüsegerichten und ist ein guter Ersatz für reines Salz, gerade wenn Sie zu übersäuertem Magen neigen.

- 7 EL Sesamsaat
- 5 EL ungeröstete Schwarzkümmelsamen
- 1 EL Meersalz

Sesamsaat und Schwarzkümmelsamen in einer Pfanne rösten, bis sie angenehm nussig duften und die Sesamsaat anfängt zu springen. Dabei ständig mit einem Holzlöffel umrühren. Ganz zum Schluß das Salz dazugeben und alles ein letztes Mal verrühren. Vorsicht, daß es nicht anbrennt, das passiert schnell! Die noch warme Mischung in einem Mörser oder einer Kräutermühle feinmahlen.

Desserts

Frische Ananas mit Kirschwasser, Pistazien und Schwarzkümmel
Mit Schwarzkümmel verleihen Sie einfachen Obstsalaten oder Kompotten eine feine, überraschende Note.

- 1 frische Ananas
- 1 TL Kirschwasser
- 1 TL Honig
- 1 EL gehackte Pistazien
- $1/2$ TL geröstete Schwarzkümmelsamen

Die Ananas wie gewohnt schälen und in mundgerechte Stücke schneiden. Mit dem Honig und dem Kirschwasser übergießen, alles verrühren und ziehen lassen. Die gehackten Pistazien und den Schwarzkümmelsamen darüber streuen.

Dattel-Mandelkonfekt
Einfach köstlich! Wenn Sie keine Küchenmaschine haben, können Sie auch einen Fleischwolf verwenden.

- 250 g weiche, entsteinte Datteln (falls sie hart sind, über heißem Dampf ca. 3 Minuten aufweichen)

- 75 g Mandeln
- 100 g Marzipanrohmasse
- 1 EL Branntwein
- 50 g geschälte Pistazien, fein gehackt
- $^1/_2$ EL leicht geröstete Schwarzkümmelsamen

Rösten Sie die Mandeln circa sieben Minuten im Ofen auf einem Backblech. Abkühlen lassen. Verrühren Sie Datteln, Marzipanmasse, geröstete Mandeln und Branntwein in einer Küchenmaschine, bis eine dicke, breiige Masse entsteht. Geben Sie die Masse auf die Arbeitsfläche, und reißen Sie davon kleine Stückchen ab, die Sie in gehackten Pistazien, Kokosflocken und Schwarzkümmelsamen zu festen Kugeln rollen.

Verdauungsplätzchen
Dieses Rezept ist eine Variante der Verdauungsplätzchen der heiligen Hildegard von Bingen und dem Hildegard-Experten Dr. Hertzka. Die Plätzchen schmecken ausgezeichnet und haben zudem einen beruhigenden Effekt auf Magen und Darm.

- 600 g Dinkel- oder Weizenmehl
- $^1/_2$ Tütchen Backpulver
- 250 g Butter
- $1^1/_2$ Tassen brauner Zucker
- 2 Eier
- $^1/_4$ TL Salz
- $^1/_2$ TL Zimt, gemahlen
- $^1/_4$ TL Nelken, gemahlen
- $^1/_4$ TL Anis, gemahlen
- $^1/_4$ TL Galgant, gemahlen (aus der Apotheke)
- 1 EL leicht geröstete Schwarzkümmelsamen
- $^1/_2$ Tasse gehackte Mandeln

Butter und Zucker schaumig schlagen. Eier, Salz und alle Gewürze bis auf den Schwarzkümmel hinzufügen und gut einrühren. Nach und nach das mit Backpulver vermischte Mehl dazugeben und alles gut verkneten. Zum Schluß die Mandeln und Samen hinzufügen und durchkneten. Aus der Masse zwei Rollen formen, in Plastikfolie einwickeln und im Kühlschrank mindestens eine Stunde kaltstellen. Danach in Scheiben schneiden und im vorgeheizten Ofen bei 200 °C zehn bis zwölf Minuten backen.

Weitere Küchentips

- Verwenden Sie Schwarzkümmel statt schwarzem Pfeffer. (Vor allem, wenn Sie unter Pfefferallergie leiden oder Pfeffer sonst schlecht vertragen, ist das eine hervorragende Alternative.)
- Streuen Sie die Samen auf jegliche Art von Salat, auch mal auf einen Rohkostsalat.
- Wenn Sie deftige Aufläufe zubereiten, streuen Sie vor dem Überbacken etwas Schwarzkümmelsamen darauf. Er bildet mit dem Käse eine würzige Kruste.
- Reichen Sie zu verschiedensten Käsesorten leicht geröstete, gemahlene oder ganze Schwarzkümmelsamen.
- Mischen Sie ein paar Löffel Samen unter das Paniermehl.
- Probieren Sie ihn als zusätzliches Gewürz beim Einmachen von Gurken oder Kürbisstückchen.
- Geben Sie vor dem Kaffeekochen einen viertel bis einen halben Teelöffel leicht zerquetschte Samen in das Kaffeepulver.
- Schwarzkümmel paßt gut in die Weihnachtsbäckerei und verleiht dem Gebäck eine exotische Note.

Weitere Küchentips

- Bei Hülsenfrüchten immer einen halben Teelöffel Samen mitkochen. Das hilft der Verdauung.
- Geröstete Schwarzkümmelsamen schmecken auch hervorragend mit Müsli.

Körperpflege mit Schwarzkümmel

Barometer Haut

Die gesamte Haut wiegt etwa fünf Kilo. Das ist eigentlich unglaublich wenig, wenn man bedenkt, was sie alles leisten muß. Sie ist der Filter zwischen Außen- und Innenwelt, sie schützt uns vor schädlichen Einflüssen, reguliert den Wärmehaushalt, beteiligt sich an der Kreislaufregulierung, sondert Schlackstoffe ab, atmet und ist zudem eines unserer »reiz«-vollsten Sinnesorgane.

Zudem zeigt sie uns unsere Befindlichkeit. Einem Barometer ähnlich reagiert sie auf äußere und innere Veränderungen: Das heiße Wetter macht sie fleckig oder fett, manchmal aber auch gespannt und rissig. Kälte läßt sie rot und empfindlich werden. Sie reagiert auch auf organische Störungen und hormonelle Schwankungen. Medikamente wie Antibiotika verändern das Hautklima, verursachen Ausschläge oder fahle Haut. Auch psychische Prozesse schlagen sich nieder. Wenn wir emotional in Streß geraten, wirkt die Haut oft trocken und faltig. Wenn wir uns wohlfühlen, strahlt sie, wird rosig und glatt.

Da die Haut eines unserer empfindlichsten Organe ist, pflegen wir mit ihr zugleich auch unsere gesamte Gesundheit. Schwarzkümmel leistet auch in diesem Bereich einen wesentlichen Beitrag. Bevor wir auf seine Rolle bei der Hautpflege

Körperpflege

eingehen, möchten wir Ihnen noch einige grundlegende Informationen zur Haut und ihrer Behandlung geben.

Die äußerste Schicht der Haut heißt Epidermis. Sie ist gefäßlos und mehrschichtig verhornt. Drüsen, Haare und Nägel wachsen aus ihr heraus. Darunter liegen unzählige Schichten, die die verschiedensten Funktionen erfüllen: Zellneubildung, Schweißsekretion, Übertragung von Sinnesinformation wie Druck-, Temperatur- und Schmerzreize.

Die Körperpflege ist für die Zellneubildung von besonderer Bedeutung. Neue Zellen reifen tief in der Haut und brauchen etwa drei bis vier Monate, bis sie an die Oberfläche gelangen. Ihr Zustand ist abhängig von unserer Gesundheit. Schlechte Ernährung, Streß, Alkoholmißbrauch u. a. beeinträchtigen die Elastizität der Zellen. Das wird an der Oberfläche dann sichtbar: Die Haut wirkt fahl, fleckig, trocken oder übermäßig fett. Glücklicherweise besteht die Haut aus Millionen von Zellen, die sich in einem ständigen Prozeß des Absterbens und der Regeneration befinden. Wir haben also jederzeit die Möglichkeit, von vorne anzufangen. Je besser wir mit uns umgehen, desto schöner wird unsere Haut.

Daher sollten wir uns Gedanken machen, was wir auf unsere Haut auftragen, d. h. die Oberfläche nicht nur schminken und parfümieren, sondern die Haut auch gut ernähren.

Und so war es vor langer, langer Zeit ...

In der Geschichte gingen Körperpflege und medizinische Gesundheitspflege immer Hand in Hand. Kosmetik war fester Bestandteil der vollkommenen Reinigung, um die Heilung einer Krankheit voranzutreiben und die Gesundheit zu erhalten. Meistens wurde nicht der Körper allein behandelt, sondern immer auch Seele und Geist. Priester und Medizinmänner kannten Hunderte von Rezepten gegen psychische Störungen, die aromatische Substanzen als Basis verwendeten. Räucherungen, Parfüms, Körperöle und Salben wurden als sehr kostbare, heilige Substanzen betrachtet. Das beweisen die vielen archäologischen Funde in öffentlichen Bädern wie etwa Parfümflaschen und andere Pflegeartikel.

Die alten Ägypter haben persönliche Hygiene sogar sehr hoch geschätzt. Auf dem Ebers Papyrus (ca. 1500 v. Chr.) fand man ein Rezept für ein Deodorant. Erzählungen aus indischen und pakistanischen Epen beschreiben Parfümhersteller.

Schwarzkümmel und die Haut

Schon von den Schönheiten Kleopatra und Nofretete wird berichtet, daß das Schwarzkümmelöl eines ihrer Schönheitsgeheimnisse bildete. Kein Wunder, denn wie Sie bereits gelesen haben, wirkt er bakterientötend auf die Haut, ausgleichend, nährend, feuchtigkeitsspendend, beruhigend, mildernd und entzündungshemmend.

Das fette Schwarzkümmelöl kann ohne weiteres direkt auf die Haut aufgetragen werden. Es läßt sich aber auch wunderbar mit ätherischen Ölen oder Kräutern kombinieren. Bei zusätzlicher Verwendung von ätherischen Ölen sollten Sie nie aus den Augen verlieren, daß Sie mit hochpotenten Komponenten umgehen. Nur wenige ätherische Öle kann man ohne Hautreaktion direkt auftragen. Es ist immer besser, sie mit einer neutralen Trägersubstanz zu mischen. Sie sollten dann, wie bei allem, was Sie für Ihren Körper verwenden, genau beobachten, wie Ihre Haut darauf reagiert. Es wird manchmal empfohlen, das Schwarzkümmelöl einfach den herkömmlichen Körperpflegeprodukten unterzumengen. Dadurch besteht allerdings die Gefahr, daß die Produkte ihre Stabilität verlieren.

Körperpflege

Gesicht

Die Falten in Ihrem Gesicht sind wie die Kapitel eines Tagebuches, das menschliche Gesicht erzählt eine Geschichte. Lachfalten verraten Humor, herabgesunkene Mundwinkel berichten von Traurigkeit, zusammengepreßte Lippen von Verbissenheit. Streß, Krankheit und Krisen, alles läßt sich am Gesicht ablesen. Wahrscheinlich ist das Gesicht deshalb das erste, was wir am anderen intensiv und bewußt betrachten. Kein Wunder also, daß wir uns auch viel Mühe machen, gut auszusehen. Sehr viel wichtiger ist dabei jedoch, es auf gesunde Weise zu tun. Ein natürliches Pflegeprogramm ist das gesündeste.

Die folgenden einfachen Pflegerezepte mit Schwarzkümmel können selbstverständlich variiert werden. Sie sind nur dazu gedacht, Sie zu inspirieren. Sie müssen selber ausprobieren, was für Sie am besten paßt und wie Sie die positiven Wirkungen des Schwarzkümmels in Ihr tägliches Hautpflegeprogramm integrieren können. Solange Sie dabei immer auf die Reaktionen Ihrer Haut achten, kann nichts passieren.

Gesichtsreinigung

Es gibt viele Methoden, das Gesicht zu reinigen: Präparate auf Öl-Basis, Cremeseifen, Scrubs, Gesichtssaunen und Masken. Die richtige Methode hängt davon ab, wie strapaziert sich Ihre Haut anfühlt, ob Sie in der Stadt oder auf dem Land leben, und auch ganz einfach davon, was Sie persönlich bevorzugen. Mit ein bißchen Ausprobieren finden Sie bestimmt bald die richtige Reinigungsart für Ihren Hauttyp. Schwarzkümmel können Sie in vielen Formen zur Reinigung verwenden und diese Reinigungsmittel auch leicht selber herstellen.

Reinigungspaste (Öl-Basis)

- 125 ml Mandelöl
- 25 ml Schwarzkümmelöl
- 100 g Mandelmehl oder gemahlene Mandeln
- 50 ml Apfelessig oder Hamameliswasser
- etwa 50 ml Wasser
- 2 Tropfen ätherisches Zitronenöl
- 1 Tropfen ätherisches Lavendelöl
- 1 Tropfen ätherisches Thymian- oder Salbeiöl

Zuerst die Öle locker in das Mandelmehl einarbeiten, dann Essig bzw. Hamameliswasser unterrühren und zum Schluß langsam genügend Wasser dazugeben, bis eine feste Paste entsteht. Erst zum Schluß die ätherischen Öle untermengen.

Etwa eine Zehnpfennigstück große Menge davon auf das Gesicht auftragen und leicht einmassieren. Mit lauwarmem Wasser abspülen.

Tip: Im Nahen Osten ist es seit alters her die bevorzugte Methode, das Gesicht und den Körper mit Pflanzen- und Nußölen zu reinigen, denn sie nähren die Haut gleichzeitig.

Schon ein paar Tropfen Schwarzkümmelöl mit einem Eßlöffel Mandel- oder Sesamöl vermischt, ergeben ein einfaches Reinigungsöl. Dünn auftragen, kurz einwirken lassen, Restöl mit Tuch oder Wattebausch abnehmen.

Gesichts-Scrub

Scrubs fördern die Tiefenreinigung der Haut und sollten deshalb nur ab und zu angewendet werden. Sie befreien die Poren von Schmutz, schaben tote Zellen ab und hinterlassen eine frische, reine Haut.

- 1 EL gemahlene Mandeln
- ¹/₂ EL Schwarzkümmelsamen, fein zerstoßen oder gemahlen
- ¹/₂ EL zarte Haferflocken
- ¹/₂ EL Hamameliswasser
- 1 Tropfen ätherisches Zitronenöl

Alle Zutaten gut zusammenmischen; falls die Mischung zu trocken ist, geben Sie tropfenweise Hamameliswasser dazu, bis eine dicke Masse entsteht. Mit nassen Fingern auf das Gesicht auftragen. In kleinen Kreisen sanft einmassieren und dann mit kühlem Wasser abwaschen.

Gesichtssauna

- 1 l dampfend heißes Wasser
- 8 Tropfen Schwarzkümmelöl
- 1 Tropfen ätherisches Lavendelöl

Die Öle in eine große Schüssel geben und mit dem Wasser übergießen. Kopf mit einem Handtuch bedeckt darüber halten. Das Gesicht sollte insgesamt sieben bis zehn Minuten über dem Dampf schwitzen. Anschließend mit viel kaltem Wasser bespritzen, so daß sich die Poren wieder schließen, und Gesichtsöl oder Creme auftragen.

Gesichtsöl

Als normal, trocken oder fettig werden Hauttypen für gewöhnlich bezeichnet. Dabei haben die meisten von uns eine Mischhaut, die manchmal trocken ist, manchmal fettig und manchmal sogar beides zugleich. Ein Gesichtsöl für alle Typen gibt es nicht, weil die verschiedenen ätherischen Öle sehr unterschiedlich wirken.

Das folgende Rezept ist ein ausgleichendes Basisöl, dem Sie nacheinander die ätherischen Ölkombinationen beigeben. Probieren Sie die verschiedenen Mischungen aus, um festzustellen, welche die richtige für Sie ist.

Basisöl
- 45 ml Mandel- oder Aprikosenkernöl
- 1 TL Schwarzkümmelöl

Ätherische Ölmischungen
Von den jeweiligen Ölen immer nur zwei Tropfen zusammenmischen und dann mit dem Basisöl verschütteln.
- *Für normale Haut:* Lavendelöl, Zitronenöl und Rosenöl
- *Für trockene Haut:* Lavendelöl, Rosmarinöl und Geranienöl
- *Für fettige Haut:* Wacholderöl, Rosmarinöl und Geranienöl

Gehen Sie bei unreiner Haut vor, wie in dem Abschnitt »Akne« (Seite 54) beschrieben.

Körper

Unsere Zeit ist geprägt vom »Kult des schönen Körpers«. Fitneß-Studios und Exercise-Kurse boomen, Super-Models sind die neuen Standards, an den wir uns alle messen sollen, und überall werden uns die »schönsten« Männer und Frauen präsentiert: in der Werbung, in den Hochglanzzeitschriften und in Fernsehserien. In den letzten Jahren schossen Parfümerien wie Pilze aus dem Boden. Anfang der achtziger Jahre wählten Männer noch unter einer Handvoll Parfüms aus, heute sind es Hunderte; ihre Benutzer werden immer jünger. Mit den Parfüms kamen die Pflegeserien, die Produktlisten wurden immer länger und mit ihnen die Listen der Inhaltsstoffe.

Körperpflege

Dabei ist Körperpflege eine ganz einfache Sache: je einfacher, desto gesünder. Sie brauchen eigentlich nur etwas, um den Körper zu reinigen, und etwas, das die Haut nährt, ihr Feuchtigkeit spendet, sie schützt und sie somit attraktiv hält.

Viele Öle eignen sich zur Körperpflege. Auch hier ist Mut zum Experiment gefordert, will man die ideale Mischung für sich entdecken.

Als **Basisöle** empfehlen wir Mandel-, Jojoba-, Aprikosenkern-, Sonnenblumen- oder Macadamianußöl (und natürlich alle Varianten der Mischung), gemischt mit Schwarzkümmelöl.

Bei den **ätherischen Ölen** ist die Auswahl noch größer: Lavendel, Geranie, Zitrone, Grapefruit, Rose, Ylang-Ylang, Jasmin, Orange, Bergamott, Patchouli usw. Sie können sie nach Belieben kombinieren, um Ihre eigene Mischung zu finden.

Das Verhältnis bleibt dabei immer gleich: 45 ml Basisöl, 1 EL (ca. 15 ml) Schwarzkümmelöl, 10 Tropfen ätherisches Öl.

Body-Splash
Body-Splashes sind erfrischende Körperpflegeprodukte auf Alkohol- oder Essigbasis. Sie können entweder gesprüht oder direkt auf den Körper »gesplasht« (gespritzt) werden. Da sie keinen Film auf der Haut hinterlassen, sind sie auch tagsüber gut zu benutzen.

- 350 ml Wasser
- 100 ml Obstessig
- 50 ml 70prozentigen Alkohol
- 10 Tropfen Schwarzkümmelöl
- 10 Tropfen Zitronenöl
- 10 Tropfen Orangenöl
- 5 Tropfen Grapefruitöl
- 2 Tropfen Nelkenöl

Die ätherischen Öle mit dem Alkohol verschütteln, stehen lassen und wieder schütteln, etwa fünfmal über eine Stunde verteilt. Dann den Essig dazugeben und erst ganz zuletzt das Wasser. Wieder alles gut durchschütteln, einige Stunden ruhen lassen und nach nochmaligem Schütteln durch einen Kaffeefilter geben.

Deodorant
Wenn Sie diesen Splash in einen Zerstäuber geben, können Sie ihn durchaus auch als Deo benutzen. Wenn die Mischung noch nicht desodorierend genug ist, geben Sie einige wenige Tropfen ätherisches Teebaumöl dazu.

Hände und Füße

Hände und Füße sind die am stärksten vernachlässigten Körperteile. Dabei leisten sie unglaubliche Arbeit und verdienten schon von daher besondere Zuwendung. Außerdem ist die Pflege immer wie eine kleine Massage, die über die Reflexzonen Organe stimuliert, Schlackenstoffe ausschwemmt, belebt, entspannt und die Stimmung hebt.

Pflegendes Handöl
Seien Sie mit diesem Handöl sehr sparsam im Verbrauch. Wenige Tropfen davon reichen aus, die Hände weich und geschmeidig zu machen.

- 10 Tropfen Schwarzkümmelöl
- 1 EL Jojobaöl
- 1 EL Mandelöl
- Öl von 2 Kapseln Vitamin E

Körperpflege

- 3 Tropfen ätherisches Geranienöl
- 3 Tropfen ätherisches Zitronen- oder Limettenöl
- 2 Tropfen ätherisches Patchouliöl

Alle Zutaten gut miteinander vermischen. Massieren Sie das Öl gründlich in die Hände ein.

Fußbad

- 10 Tropfen Schwarzkümmelöl
- 2 Tropfen ätherisches Salbeiöl
- 1 Tropfen ätherisches Geranienöl
- 1 Tropfen ätherisches Lavendelöl

Die Öle in eine Schüssel tropfen und mit warmem Wasser aufgießen. Lassen Sie Ihre Füße zehn Minuten darin ausruhen, dann spielen Sie mit Ihren Zehen weitere fünf Minuten, so als versuchten Sie, Wassertropfen mit ihnen zu fassen. Brausen Sie Ihre Füße anschließend mit kaltem Wasser ab. Danach massieren Sie sie mit Hand- oder Körperöl (siehe oben). Wenn Ihre Füße schmerzen, können Sie auch ein wenig Schwarzkümmelöl pur direkt in die Haut einreiben.

Fußschweiß

Er ist schwer einzudämmen. Persönliche Veranlagung, enges Schuhwerk, Polyester-Socken und vieles mehr sind mögliche Ursachen dafür.

Der Körper schwitzt auch, um Giftstoffe und Schlacken auszuscheiden. Das Unangenehmste daran ist natürlich der Geruch. Regelmäßige Fußbäder und Massagen mit Schwarzkümmelöl verringern die Entstehung des Geruches.

Haare

Die Haare sind sozusagen Ihre Krone. Egal wie Sie sie tragen, ob lang oder kurz, gewellt oder glatt, auschlaggebend ist, was Ihre Haare ausstrahlen: Glanz, Struktur, Kraft. Wenn Sie Ihre Haare nicht ausreichend pflegen, werden sie struppig oder fett, verlieren Glanz und Elastizität. Gesunde Haare hängen, wie die Gesundheit allgemein, immer von vielen Faktoren ab, besonders aber von der Ernährung. Keratin und Eiweiß, die Grundsubstanzen der Haare, bauen sich aus 17 verschiedenen Aminosäuren auf, die man hauptsächlich aus der Nahrung zieht. Frisches Gemüse und Obst, ausreichend Wasser und Fruchtsäfte sollten in Ihrer Ernährung deshalb eine hohe Priorität genießen.

Auch der Schwarzkümmel kann zur Haarpflege eingesetzt werden. Schon seit Jahrhunderten löst er die verschiedensten Haarprobleme. Er verleiht den Haaren Glanz, er stimuliert den Haarwuchs, und er ist sehr effektiv im Kampf gegen Schuppen.

Die folgenden Rezepte sind einfach und natürlich und unterstützen die tägliche Pflege.

Bierspülung
Nach der Haarwäsche wirkt eine Spülung erfrischend und entfernt Seifen- und Kalkrückstände. Sie macht die Haare weich und glänzend.

- 30 ml Wasser
- 30 ml Bier
- 2 TL Obstessig
- 5 Tropfen Schwarzkümmelöl
- 2 Tropfen Zitronenöl

Körperpflege

Mischen Sie die Öle dem Essig bei, geben Sie dann Bier und Wasser dazu, und verrühren Sie die Mischung. Massieren Sie je nach Haarlänge etwa ein bis zwei Eßlöffel davon in das frisch gewaschene Haar, und spülen Sie es gut wieder aus.

Öl für Haar und Kopfhaut
Das Rezept basiert auf einer uralten Methode, Heilpflanzen die besten Wirkstoffe zu entziehen. Benutzen Sie es einmal wöchentlich für eine gesunde Kopfhaut und glänzende Haare.

- $1/2$ l kaltgepreßtes Oliven- oder Sesamöl
- 2 EL Schwarzkümmelsamen, leicht zerdrückt
- 2 EL getrocknete Lavendelblüten
- 2 EL getrocknete Kamillenblüten
- Einige getrocknete Ringelblumen

Das Öl im Topf langsam und nur *leicht* erwärmen, dann von der Kochplatte nehmen. Heilkräuter dazugeben und ziehen lassen. In ein großes Glas füllen (Einweckgläser oder Flaschen, die sich gut schließen lassen, sind ideal) und zwei Tage stehen lassen. Ab und zu durchschütteln. Nach zwei Tagen abseihen. Massieren Sie eine geringe Menge leicht, aber gründlich in Kopfhaut und Haare ein. Mindestens eine Stunde einwirken lassen. Mit mildem Shampoo auswaschen.

Wenn Sie das Rezept als **Haarkur gegen Schuppen** einsetzen möchten, geben Sie noch einen Eßlöffel Rosmarinnadeln und einen weiteren Eßlöffel Kamillenblüten dazu.

Über Blüten, Glück und Augenkissen

In den vorhergehenden Kapiteln haben Sie erfahren, wie Sie den Schwarzkümmel als Heilmittel, in der Küche und bei der Körperpflege einsetzen können, um Ihren Gesundheitszustand allgemein zu verbessern und die heilenden Inhaltsstoffe zu genießen. Sie haben gelesen, wie das Mittel auf Körper und Gemüt wirkt und bei welchen Gesundheitsstörungen Sie sich seiner bedienen können.

In diesem Kapitel geht es vornehmlich darum, wie der Schwarzkümmel auf die Seele wirkt. Diese Anwendungen werden Ihnen zudem helfen, eine ganz persönliche Beziehung mit der Pflanze einzugehen.

Schwarzkümmel im Garten

Nigella sativa ist abgesehen von ihren Heilwirkungen eine ausgesprochen hübsche Zierpflanze. Sie verschönert den heimischen Garten und hält Schädlinge von ihren grünen Nachbarn im Beet fern. Zudem produziert sie die Samen kostengünstig, und selbst wenn Sie nicht die beste Sorte bekommen und die besten Rahmenbedingungen schaffen können, so ist es doch Ihre eigene, persönliche Pflanze: Sie haben sie über Monate hinweg gepflegt und gehegt, Sie haben sich gegenseitig kennengelernt und sich aufeinander eingestellt. Die Wahrscheinlichkeit ist hoch, daß die Pflanze dadurch für Sie spezifische Heilwirkungen entwickelt.

Neben der Nigella sativa können Sie auch die Nigella damascena als Samen in der Samenhandlung erwerben. Auch sie ist eine wahre Augenweide. Sie verfügt zwar nicht über die besonderen Heilwirkungen, dafür sind ihre Samen denen der Nigella sativa geschmacklich bei weitem überlegen: Schmecken letztere eher scharf nussig, so sind erstere süß und mild, schmecken nach Ananas, Erdbeer oder Waldmeister und eignen sich wunderbar zur Verfeinerung von allerlei Süßspeisen. (Sie wird in der Süßwaren- und Parfümindustrie als Aromastoff verwendet.) Kinder naschen gerne von den Samenkapseln.

Pflanzanleitung

Die Samen bekommen Sie über gut selektierte Samenhandlungen oder Bestellkataloge. Aussaat ist je nach Wetterlage im März oder April, spätestens Anfang Mai. Wenn Sie den Schwarzkümmel in einem Topf oder Trog pflanzen, sollte dieser mindestens acht Zentimeter tief sein, die Erde eher sandig. Die Samen brauchen etwa 14 bis 20 Tage zum Keimen. Der Schwarzkümmel verträgt viel Sonne, auch mag er viel Wasser. Allerdings muß es gut ablaufen können. Gedüngt wird er selten, und wenn, dann nur mit Hornspänen.

Schädlingsbekämpfung

Wie schon beschrieben, schreckt die Pflanze des Nigella sativa, ähnlich wie Weihrauch oder Lavendel, schon durch ihre bloße Anwesenheit unerwünschte Gartengäste ab. Ihr intensiver ätherischer Duft hält diese auf Distanz.

Schädlingsbekämpfung

Sollten Schädlinge trotz dieser Barriere eine Ihrer anderen Gewächse befallen haben, können Sie auch das Saatgut selbst einsetzen. Zerreiben Sie dazu die trockenen Samen pulverfein in einem Mörser, und streuen Sie diese um die befallene Pflanze herum aus. Bei jedem Gießen werden die Öle Duft abgeben und ihren Zauber vollbringen.

Bei starkem Befall können Sie auch auf folgende dynamische Mischung zurückgreifen:

- 1 EL Schwarzkümmelöl
- 5 Tropfen ätherisches Lavendelöl
- 5 Tropfen ätherisches Pfefferminzöl

Geben Sie die ätherischen Öle in das Schwarzkümmelöl, verschütteln Sie das Ganze kräftig, und tropfen Sie die Mischung direkt auf die befallene Pflanze bzw. auf die Schädlinge.

Sie können auch ein paar Tropfen davon kräftig mit Wasser verschütteln und mittels Spritzflasche die ganze Pflanze damit bestäuben.

Die Mengen können nach Bedarf selbstverständlich erhöht werden.

Insektenabwehr in der Wohnung

Durch den Duft der ätherischen Öle werden die unliebsamen Tierchen nicht getötet, unsere direkte Umwelt bleibt von Gift von Chemikalien verschont, und zudem erzeugen wir eine angenehme Atmosphäre.

In geschlossenen Räumen bedient man sich am besten der Duftlampe, um unwillkommene Besucher zu verscheuchen. Wenn keine solche zur Hand ist, gießen Sie ein wenig heißes Wasser in eine Tasse, und verdampfen Sie darin einige Tropfen ätherischer Öle. Sie können sie auch dem Badewasser zugeben oder auf den Heißwasserhahn tropfen, während die Wanne vollläuft.

Allerdings wird die Sache sehr viel einfacher, wenn Sie es gar nicht erst so weit kommen lassen und die Tierchen aus Ihrer Wohnung fernhalten. Dazu müssen Sie die Zugangswege mit duftenden Blockaden absperren. Wattebäusche eignen sich dafür am besten, Sie können aber auch dünne Streifen Löschpapier in Öl tränken und entlang der Türen und Fenster auslegen. Wenn Sie Vorhänge haben, brauchen Sie nur ein paar Tropfen auf die Ränder zu geben.

Hildegard von Bingen wußte schon in ihrer »Physica« um die Wirkung des Schwarzkümmels gegen Fliegen. Allerdings schlug sie die etwas rabiatere Lösung vor: »Aber zerstoße auch Schwarzkümmel und mische ihm Honig bei, und wo viele Fliegen sind, streiche es an die Wand. Und die Fliegen, die das kosten, werden krank und fallen und sterben.«

Heutzutage ist diese Empfehlung vielleicht nicht mehr ganz so geschickt. Man kann Honig und Schwarzkümmel auch auf Papier auftragen und von der Decke baumeln lassen.

Mücken sind vor allem gegen Zitronenmelisse empfindlich. In freier Natur, wenn Sie zum Beispiel wandern oder spazierengehen oder in einem See baden, schützen Sie sich am besten mit einem Spray vor den blutrünstigen Saugern.

Im alten Ägypten waren Insekten immer schon eine Plage. Es wird spekuliert, daß die dicken schwarzen Make-up-Ringe, die Frauen um die Augen herum auftrugen, nicht nur der Schönheit dienten, sondern mit stark aromatischen Extrakten vermischt waren, um Insekten fernzuhalten.

Insektenspray

- 10 Tropfen Schwarzkümmelöl
- 5 Tropfen ätherisches Melissenöl
- 3 Tropfen ätherisches Lavendelöl
- 1 Tropfen ätherisches Patchouliöl
- 25 ml Hamameliswasser oder 15 ml Alkohol (Wodka, Essig etc.)
- 125 ml Wasser

Die Öle miteinander vermischen, im Alkohol auflösen und gut verschütteln. Dann mit Wasser auffüllen. Vor Gebrauch immer noch einmal aufschütteln, weil sich die Öle leicht wieder trennen.

Augenkissen

Die Augen sind die Fenster zu unserer Seele. In ihnen spiegeln sich unsere tiefsten Sorgen, Ängste und Sehnsüchte wider. (Die Irisdiagnostik kann aus ihnen sogar krankhafte Veränderungen unserer inneren Organe und unserer Psyche ablesen.)

Die Augen sind zudem der Kanal, der uns mit der Außenwelt verbindet. Was wir sehen und vor allem, wie wir es sehen, formt unsere Gefühle dieser Welt gegenüber. Die gute Nachricht: Es ist relativ einfach, unser Sehen zu beeinflussen. Die schlechte: Es erfordert ein hohes Maß an Konzentration.

Bei den Buddhisten ist der »weiche Blick« Teil der Meditationshaltung. »Während du meditierst, schaue wie die liebende Mutter auf ihr Kind!« sagen sie. Wenn wir uns in dieser Art der Welt zuwenden, entspannen sich viele Konflikte, werden Probleme zu Banalitäten. Selbst Schmerzen sind weniger schlimm, läßt man seinen liebevollen Blick auf ihnen ruhen, anstatt sie voller Furcht anzustarren. (Denken Sie bei Ihrem nächsten Zahnarztbesuch daran! Es funktioniert wirklich!)

Die Augen zu entspannen ist vor allem eine bewußte Anstrengung. Es ist wie Meditation. Denkt man nicht daran, verspannen sie sich sofort wieder. Als Unterstützung können Sie sich ein Augenkissen nähen. Sie werden erstaunt sein, wie sich mit den Augen Ihr gesamter Organismus entspannt.

- 2 Stoffteile Baumwolle (oder anderen weichen Stoff, er sollte nur unbedingt natürlich und unbehandelt sein), je 20 x 10 cm groß
- 150 g Leinsamen
- 50 g Nigella sativa Samen

Nähen Sie die Stoffteile zusammen und füllen das Säckchen mit dem Samengemisch. Der Leinsamen wirkt kühlend, der Schwarzkümmel tief entspannend und ausgleichend auf die Augen.

Achten Sie auf jeden Fall darauf, daß das Säckchen nicht prall ist. Es sollte sich weich in Ihre Augenhöhlen schmiegen.

Gönnen Sie sich täglich 15 Minuten Ruhe, in denen Sie das Kissen einfach nur auf Ihre geschlossenen Augen legen. Konzentrieren Sie sich auf das leichte Gewicht, und spüren Sie, wie sich die tiefen Verspannungen Ihrer Augenmuskeln lösen.

Schwarzkümmelöl in der Duftlampe

Die Riechzellen in der Nase sind direkt mit unserem Gehirn, dem limbischen System, verbunden, das auch für unsere Gefühle zuständig ist. Darum beeinflussen Düfte direkt unsere Gefühle. Sie sind das erste, was wir wahrnehmen, wenn wir in die Wohnung anderer Leute treten. Manchmal verbindet uns ein Duft mit einer Erinnerung. Selbst Gebrauchtwagenhändler sind darauf gekommen: Sie sprühen Neuwagenduft in ihre alten Autos und behaupten steif und fest, daß sich diese seitdem besser verkaufen würden. Diese Erkenntnisse kann man sich bewußt zunutze machen und das Raumklima in der eigenen Wohnung oder auch im Büro verändern.

Der Schwarzkümmel ist mit seiner stark würzig-pfeffrigen Note ein sehr erdiger Duft. Er wirkt ausgleichend und stimmungshebend. Er fördert die Selbsterkenntnis, unterstützt bei der Meditation, hilft bei der Entwicklung der eigenen Fähigkeiten und bei der Umsetzung von Erfahrungen im täglichen Leben. Schwarzkümmel verleiht der Wohung eine Atmosphäre von Schutz und Unterstützung.

Man kann ihn pur in die Duftlampe geben. (Auch hier ist das fette Öl durchaus ausreichend. Allerdings hinterläßt es einen öligen Rückstand in der Dampfschale.) Er mischt sich aber auch ganz hervorragend mit anderen Düften, die seine Wirkung ergänzen und verstärken. Hier einige Beispiele:

- *Lavendel:* unterstützt den ausgleichenden Effekt und wirkt sehr beruhigend.
- *Zitrone:* hebt die Stimmung; verleiht ein optimistisches Gefühl.
- *Sandelholz:* verstärkt das Erdige; wirkt tief entspannend; kombiniert mit Schwarzkümmel stärkt es die Intuition.
- *Kiefer/Pinie:* macht den Schwarzkümmelduft noch wärmer und schafft eine angenehme, waldähnliche Atmosphäre.

Wenn Sie unter **Kopfschmerzen** leiden, ist die Kombination von zwei Tropfen Schwarzkümmelöl mit einem Tropfen ätherischen Nelken- und einem Tropfen Pfefferminzöl in der Duftlampe ganz hervorragend.

Räucherung

Rauchopfer werden seit Urzeiten dazu verwendet, Götter und Geister zu besänftigen. Der Rauch diente dazu, die Götter zu nähren, ihnen zu danken, mit ihnen in Verbindung zu treten und sie positiv zu stimmen.

Die älteste Überlieferung dafür finden wir im Gilgamesch-Epos, in dem es heißt: »Sieben Gefäße stellte ich aus und schüttete in ihre Schalen Rohr, Zedernholz und Myrte. Die Götter rochen den süßen Duft ...«

Alle Hochkulturen, von den Persern über die Griechen, Araber und Babylonier bis zu den Ägyptern, verbrannten in religiösen Zeremonien große Mengen an Weihrauch und anderen aromatischen Harzen und Hölzern. Warum also nicht auch die Schwarzkümmelsamen? Prof. Dr. Heinrich Marzell schreibt in seinem Buch »Neues illustriertes Kräuterbuch« von 1935: »Der Rauch von dem Samen des Schwarzkümmels vertreibt die Hexereien.«

Selbst wer nicht an Hexen und ihre schwarzen Kräfte glaubt, kann mit Räucherungen ganz wesentlich zu einem positiven Raumklima seiner Wohnung beitragen. Räucherungen sind ein alchimistischer Prozeß der Transformation: Feste Materie wird durch die Kraft des Feuers in flüchtigen Rauch verwandelt. Dieser ist das Sinnbild des Feinstofflichen, unserer Seele, das Brennen der Weg dorthin. Der Rauch ist das Medium, er nimmt unsere Wünsche und Gebete auf und trägt sie fort.

Die Samen sollten nicht im offenen Feuer verbrannt, sondern von glühender Kohle geschmolzen werden.

Nehmen Sie eine Schale, füllen Sie sie zur Wärmedämmung mit Sand, und legen Sie selbstentzündende Räucherkohle (in allen esoterischen Buchläden erhältlich) darauf. Die Samen erst darauf streuen, wenn die Kohle weiß glüht. Vertrauen Sie dem Rauch Ihre Sorgen und Nöte an. Öffnen Sie danach Fenster und Türen weit, damit die frische Luft das Verbrannte hinaustragen kann.

Noch bessere Erfolge erzielen Sie, wenn Sie die Schwarzkümmelsamen mit Weihrauch mischen.

Amulette

Für diejenigen, denen die Saat der vielseitigen Pflanze bereits ans Herz gewachsen ist oder die Schwarzkümmel gerne immer bei sich tragen möchten, sei erwähnt, daß man ihn im Jemen früher in Amuletten mit sich führte. Angeblich vertreibt er böse Geister. Selbst wenn er das nicht tut, so bieten die zerdrückten Samen im Sommer doch wenigstens einen kleinen Schutz vor Stechmücken.

Glückssamen

Im Volksglauben hieß es: »Für sechs Heller Retschenpfuhl und drei Schwarzkümmelkörner zusammen in ein Papierchen getan und während dem Spiel in die linke Hand genommen.« Das bringt angeblich Glück im Spiel. Leider konnten wir nicht herausfinden, was Retschenpfuhl ist, aber nach allem, was wir bisher über den Schwarzkümmel erfahren haben, zeitigt er auch allein viele positive Wirkungen. Warum also nicht auch beim Glücksspiel. Im geringsten Fall wird er Ihre Kontrahenten verunsichern.

Schlußbemerkung

Wenn Sie sich nun im Laufe des Buches mit der Pflanze und allen ihren Anwendungsmethoden angefreundet haben, werden Ihnen sicher noch viele weitere Möglichkeiten einfallen, wie Sie den Schwarzkümmel in Ihr Leben integrieren können. Und wenn Sie das Verlangen verspüren, Ihre Rezepte an die Nachwelt weiterzuleiten, so schreiben Sie uns doch bitte, damit wir sie in die nächsten Auflagen aufnehmen können.

Literatur

Acuff, Steve: *Das macrobiotische Gesundheitsbuch.* München 1989.
Auterhoff, Harry: *Wörterbuch der Pharmazie.* Stuttgart 1981.
Bettschart, Roland et al: *Bittere Naturmedizin.* Köln 1995.
BLV Tier- und Pflanzenführer für unterwegs. München 1989.
Brandenburg, Dietrich: *Die Ärzte des Propheten, Islam und Medizin.* Berlin 1992.
Braunschweig, Ruth von: *Teebaumöle, Heilkraft für Körper und Seele.* München 1996.
Ennet, Diether: *Lexikon der Arzneipflanzen, Gifte und Drogen.* Augsburg 1988.
Grifka, J. (Hrsg.): *Naturheilverfahren.* München 1995.
Hay, Louise L.: *Gesundheit für Körper und Seele.* München 1989.
Hl. Hildegard: *Heilkraft der Natur »Physica«.* Augsburg 1991.
Heinz, Ulrich Jürgen: *Das Handbuch der modernen Pflanzenheilkunde.* Freiburg 1984.
Institut zur Erforschung neuer Therapieverfahren chronischer Krankheiten und Immunologie (Hrsg.): *Die Grundlagen der Gesundheit.* München 1996.
Dass.: *Schwarzkümmelöl. 10 wichtige Fragen zum Thema Nahrungsergänzung mit Schwarzkümmelöl.* München 1994.
Karl der Große: *Mein Kräuterbüchlein.* Herausgegeben und bearbeitet von Thomas R. P. Mielke. München 1992.
Köhler, Peter: *Klostergarten Medizin.* Augsburg 1990.
Krug, Erich Dr. med.: *Lexikon der Naturheilkunde.* Heidelberg 1989.
May, Wolfgang: *Die Heilkräfte in unserer Nahrung.* Berlin 1989.
Pahlow, Mannfried: *Das Große Buch der Heilpflanzen.* München 1993.
Reger, Karl Heinz: *Hildegard Medizin.* München 1984.
Rothenberg, Robert Dr. med.: *Medizin für jedermann.* Stuttgart 1995.
Schipperges, Heinrich: *Der Garten der Gesundheit.* München 1990.
Schleicher, P., Bannasch, L.: *»Allergiebehandlung mit immunologisch wirksamem Pflanzenöl (Schwarzkümmelöl)«.* Notabene medici – Journal für Ärzte; Sonderdruck, 24. Jahrgang Okt./Nov. 1994, 10/11: 360–362.
Schleicher, Peter Dr. med., Saleh, Mohamed Dr. Dr. med.: *Natürlich heilen mit Schwarzkümmel.* München 1996.
Schnaubelt, Kurt (Hrsg.): *Ganzheitliche Aromatherapie.* Frankfurt/M. 1997.

Literatur

Schultze, Peter H.: *Auf den Schwingen des Horusfalken. Die Geburt der ägyptischen Hochkultur*. Bergisch-Gladbach 1980.
Selius, Christine: *Schwarzkümmel. Die 50 besten Rezepturen mit Samen und Öl des Schwarzkümmelstrauchs*. München 1997.
Simons, Anne: *Das Schwarzkümmel Praxisbuch*. Bern 1997.
Stetter, Cornelius: *Denn alles steht seit Ewigkeit geschrieben – Die Geheime Medizin der Pharaonen*. Berlin 1990.
Strouhal, Eugen: *Ägypten zur Pharaonenzeit – Alltag und gesellschaftliches Leben*. Tübingen 1994.
Ulmer, Günter A.: »*Heilende Öle*«, Natur & Heilen, 8/97.
Uyldert, Mellie: *Verborgene Kräfte der Pflanzen*. München 1984.
Wagner, Hans: »*Schwarzkümmelöl – ein neues Naturprodukt gegen Allergien*«. Natur & Heilen, 10/96.
Wells, Evelyn: *Nofretete – Schönheit auf Ägyptens Thron*. München 1964.

Register

Ackerschwarzkümmel 30f.
Aids 48, 51
Akne 54ff., 100, 139
Alkohol 19f., 55f., 80, 83f., 97, 106, 140f., 149
Allergien 7, 40, 42, 51f., 65, 75, 90, 95, 110
Alpha-Pinen 32, 42
Alpha-Terpinen 33
Amara acria 41
Amara aromatica 41
Amara tonica 40
Aminosäuren 143
Angina 75f.
Antiasthmaticum 43
Antibiotica 111, 133
Antihistaminica 69
Aprikosenkernöl 139f.
Arachidon 33, 40
Arthrose 93
Asthma 38, 40, 45f., 56
Augenkissen 59, 145, 149f.
Augenöl 59

Ballaststoffe 14, 102f., 109f.
Balsamicoessig 115
Basilikumblätter 86, 121
Basisöle 139f.
Beinwellwurzel 55, 79, 82, 91
Bergamottöl 140
Beta-Thujon 33
Bitterstoffe 40, 73
Blähungen 8, 16, 25, 60f., 72
Blase 61ff.
Blutdruck 7, 45, 63, 85
Blutkörperchen, rote (Thrombozyten) 34, 40
Blutkörperchen, weiße (Leukozyten) 38f., 50
Blutkreislauf 15, 41f., 50, 63f., 85, 101, 133
Blutzucker 7, 42, 44
Borneol 33, 43
Bornylacetat 33
Bromalin 74
Bronchitis 57, 79
Bulghur 116f.
B-Zellen 50

Carvacrol 33
Chai-Tee 65
Cholesterin 33, 38, 111ff.
Cineol 43
Colitis Ulcerosa 67
Cumin 117ff., 122ff.
Curcuma 119f.
Cymol 43

Dampfbad 18
Darm 41, 50, 60, 102f., 129
Darmflora 68, 111
Deodorant 135, 141
Depression 65, 89, 100
Dinkelvollkornmehl 124, 129
Distelöl 125
Divertikulitis 67
Duftlampe 86, 89, 147, 150f.
Durchfall 25, 66ff.

Eibischwurzel 62
Eiscosen 33
Eisen 110, 113
Eiweiß 13, 32, 41, 110f., 143
Ekzem 46, 100

157

Register

Elektrosmog 98
Enzyme 14
Erkältung 8, 16, 19, 49, 68ff., 78, 85, 92, 95f.
Erkältungsöl 70, 96
Eukalyptusblätter 55
Eukalyptusöl 70, 96

Fenchelsamen 57, 79
Fermente 14
Fette, pflanzliche 32
Fettleibigkeit 110
Fettsäuren 8, 13, 37f., 110, 112
Fettsäuren, gesättigte 33, 111
Fettsäuren, ungesättigte 32, 34, 37ff., 52, 112f.
Fichtenöl 83, 96, 98
Fieber 26, 67, 69, 76, 79, 92f.
Fladenbrot, türkisches 8, 34
Folsäure 110
Fußpilz 8, 70f.

Galgant 129
Galle 15, 41, 72ff.
Gallenbeschwerden 8, 25, 38, 72ff.
Gallensteine 60, 73
Gamma-Linolensäure 33, 38
Gehirnzellen 42
Geranienöl 74, 77, 101, 139–142
Gerbstoffe 41
Git 25
Grapefruitöl 83, 140
Grippe 75, 95
Gum Asafoetida 44
Gum Olibanum 44

Haar 8, 143f.
Hahnenfuß, Kriechender 29
Hahnenfuß, Schwarzer 29
Halsschmerzen 75f., 79
Hämorrhoiden 74f.
Harn 15, 41, 61
Harnblasenentzündung 61f.
Haut 18, 41ff., 50, 54ff., 70, 81, 90f., 100f., 104, 133–140
Hautkrankheiten 8, 16, 81, 90f.

Hautkrebs 101f.
Heiserkeit 46, 64, 69, 79
Helferzellen 50
Herpes labialis (Lippenherpes) 77f.
Herz 42ff., 60, 64, 89, 113
Herzinfarkt 63
Histamine 42, 44
Honig 19, 54, 61, 64, 66, 76, 79, 84ff., 89, 94, 124, 128, 148
Honigsalbe 54
Husten 76, 78f.
Hustensirup 76, 79
Hypertonie (Bluthochdruck) 63

Immunglobulin E 40, 50
Immunschwäche 50f., 65, 77f.
Immunsystem 7, 15, 38, 50f., 53, 56
Ingweröl 87
Insektenstich 8, 80f.

Jasminöl 140
Jod 111
Jojobaöl 19, 72, 86f., 101, 104, 140f.
Juckreiz 8, 42, 71, 74, 80ff. 90

Kalium 110
Kalzium 100, 110f.
Kamillenblüten 99, 144
Kardamomsamen 66
Kater (»Hangover«) 83f.
Keratin 143
Kiefernöl 151
Kieselerde 71
Killerzellen 50
Knoblauch 60, 115–121, 125ff.
Kohlehydrate 32
Koliken 25, 30, 73
Konservierungsmittel 109
Kopfschmerzen (Migräne) 8, 47, 64f., 69, 75, 83–86, 95, 102, 151
Kopfhautgeschwüre 26
Korrikosteron 42
Kortisol 42
Kortison 42
Kräuterumschlag 91
Krebs 48, 51

Lavendelblüten 144
Lavendelöl 53f., 67, 72, 77, 80f., 83, 86, 92, 94, 98, 101, 104, 137–140, 142, 147, 149, 151
Leber 15, 38, 41, 45, 72, 74, 83
Lecithin 113
Leukämie (Blutkrebs) 51
Leukotrienen 38
Linanool 33, 42
Liniments 19
Linolsäure 33, 38f., 113
Lorbeer 61, 118f.

Macadamianußöl 140
Magen 18, 41, 60, 99f., 129
Magen-Darm-Erkrankungen 38
Magenschmerzen 67, 72
Magerquark 121f., 124
Magnesium 110
Makrophagen 43, 50
Mandelentzündung 92
Mandelöl 59, 67, 70, 72, 77f., 84, 86f., 104, 107, 137, 139ff.
Mangan 113
Mastzellen 44f.
Melanthin 33
Milch 14, 61, 66, 70, 80, 111, 125
Milchallergie 100
Mineralstoffe 13f., 67, 109–113
Mineralwasser 60, 84
Mittelohrentzündung 92
Morbus Bechterew 51
Monoterpene 42
Monoterpenole 42
Multiple Sklerose 38
Muskelkater 87f., 94
Muttermal 101
Myristin 33
Myrrhe-Tinktur 105

Nebenhöhlenentzündung 95ff.
Nebennierenrinde 42
Neem 7
Nelkenöl 87, 106f., 140, 151
Nervensystem, vegetatives 81
Nervensystem, zentrales 42

Nervosität 67, 88f.
Neurodermitis (Juckflechte) 90f.
Nickel 113
Nieren 62f.
Nigella aristata 29
Nigella damascena (türk. Schwarzkümmel, Ananas- oder Erdbeerkümmel) 29f., 116
Nigella garidella 30
Nigella hispanica 29
Nigella inegrifolia 29
Nigella sativa (Echter Schwarzkümmel) 29f., 32, 43–46, 145f., 158
Nigellon 32f., 43
Nitrate 111

Obstessig 106, 140f., 143f.
Ödeme 28
Ohrenschmerzen 91f.
Öle, ätherische 8, 18f., 32ff., 41, 45, 110, 113, 135, 138–141, 147
Olivenöl 19, 82, 84, 92, 112f., 115ff., 119ff., 144
Orangenöl 101, 140
Östrogene 111

Palmitolein 33
Patchouliöl 103, 140, 142, 149
p-Cymol 32
Petersilie 113, 116ff., 120, 125ff.
Petersilienwurzel 62, 118, 121f.
Pfefferminzöl 67, 74, 80, 82, 86, 96, 106f., 147, 151
Pheromone 42
Phosphate 111
Pinen 32, 43
Pinienöl 151
Prämenstruelles Syndrom (PMS) 39
Protacylclin 40
Prostaglandine 34, 40
Prostata 62
Psoriasis 100

Raucherhusten 79
Räucherung 152f.
Reizstoffe 57

Register

Rheumatische Krankheiten 7, 38, 44, 51, 93ff.
Ringelblumentee 104
Ringelblumentinktur 104
Rizinusöl 24, 103
Rosenöl 59, 139f.
Rosenwasser 59
Rosmarinöl 70, 94, 139
Ruhr 67

Sabinen 33
Salbeiöl 98, 104f., 137, 142
Salben 18, 90, 135
Saponin 33
Schlafstörungen 8, 43, 89f., 97f.
Schlaganfall 63
Schleimhaut 41f., 50, 58
Schnupfen 68f.
»Schwarzer Koriander« 23, 25, 30
»Schwarzer Kumin« 23, 30
Schwarzkümmel-Gomashio 103, 127
Schwarztee 41, 90, 98
Schwedenkraut 46
Schweißgeruch 8, 142
Schwindel 26, 64, 83, 85
Scrubs 136f.
Selen 111
Semohiprepinon 33
Sesamöl 19, 59, 67, 70, 72, 76f., 82, 84, 86f., 101, 113, 137, 144
Sesquiterpene 42
Sodbrennen 8, 72, 98ff.
Sojaöl 113
Sonnenblumenöl 39, 113, 115, 117, 122–125, 140
Sonnenbrand 100ff.
Staphylokokken 44
Stoffwechsel 42
Stuhlgang 67, 74, 102f.

Tannenöl 83, 96, 98
Teebaum 7

Teebaumöl 141
Thrombose 63
Thujon 33, 43
Thymianöl 76, 80, 94, 137
Thymochinon 32, 44
Thymol 33
Thymolhydrochinon 33
Tinkturen 19f.
Trans-Linolsäure 34
Triglyceriden 33
Tuberkulose 38

Valium 43
Verdauung 8, 41, 48f., 51, 72, 80, 16, 103, 126, 129, 131
Verstopfung 8, 101f., 110
Vitalstoffe 14, 56, 58, 111
Vitamine 13f., 35, 38, 69, 109, 111f.
Vitamin B 110
Vitamin B_6 110
Vitamin B_{12} 110
Vitamin C 110
Vitamin D 100, 111
Vitamin E 74f., 82, 110, 113, 141

Wacholderöl 139
Warzen 104
Weizenkeimöl 74f.

Ylang-Ylang-Öl 140

Zahnfleischentzündung 105f.
Zahnschmerzen 106
Zahnwurzelentzündung 92
Zirrhose 51
Zitronenmelissenöl 80, 148f.
Zitronenöl 55f., 68, 70, 72, 76f., 82, 96, 104, 137–140, 151
Zitronensaft 68, 76, 115–118, 122f., 125ff.
Zwiebeltrunk 94